AF196870

SELBSTVERSUCHE
mit KOKOSÖL und COENZYM Q10
bei Morbus Parkinson

Autor: Dr. rer. nat. Richard Ringel
Fachchemiker der Medizin

Copyright: © 2015 Richard Ringel
Lektorat: Erik Kinting / www.buchlektorat.net
Umschlag & Satz: Erik Kinting
Verlag: tredition GmbH, Hamburg
Printed in Germany

Das Werk, einschließlich seiner Teile, ist urheberrechtlich geschützt. Jede Verwertung ist ohne Zustimmung des Verlages und des Autors unzulässig. Dies gilt insbesondere für die elektronische oder sonstige Vervielfältigung, Übersetzung, Verbreitung und öffentliche Zugänglichmachung.

Bibliografische Information der Deutschen Nationalbibliothek:
Die Deutsche Nationalbibliothek verzeichnet diese Publikation in der Deutschen Nationalbibliografie; detaillierte bibliografische Daten sind im Internet über http://dnb.d-nb.de abrufbar.

Der Autor

Richard Ringel wurde 1941 geboren, promovierte 1976 zum Dr. rer. nat. auf dem Gebiet der Enzymkinetik. Nach einem postgradualen Studium an der Akademie für ärztliche Fortbildung bekam er den Abschluss eines Fachchemikers der Medizin. Sein Berufsleben bestand in der Aus-, Fort- und Weiterbildung von medizinischem Fachpersonal. Sein gesellschaftliches Engagement lag in der Mitarbeit beim Aufbau und der Entwicklung der Wasserrettung in Deutschland.

Für meine Enkel

Justus und Richard

Teil I

Das Nahrungsmittel Kokosöl
Die Wirkung im menschlichen Körper

Inhaltsverzeichnis Teil I

1 Zielstellung

Am 01.11.2013 berichtete ein 74-jähriger Parkinson-Patient im Internet, dass er durch die Einnahme von Kokosöl seine Lebensqualität verbessert habe. Seine Krankheitssymptome hatten sich zuvor in den letzten drei Jahren seiner Behandlung nicht gebessert, sondern sogar verschlechtert.

So zeigten sich bei ihm folgende Symptome:
- Bewegungsarmut
- schweres Verlangsamen
- verzerrter Gesichtsausdruck
- Steifheit
- Gelenkschmerzen
- Bewegungsunsicherheit
- Schwellungen am Bein
- Rückenschmerzen

Als alle Medikamente bei ihm nicht mehr wirkten, wählte er eine Behandlung mit Kokosöl. Er nahm jeden Tag zum Frühstück vier Esslöffel davon ein, zum Mittagessen zwei Esslöffel sowie zum Abendessen weitere zwei Esslöffel. Seinem persönlichen Bericht zufolge bemerkte er schon nach wenigen Tagen eine deutliche Verbesserung seines Gesundheitszustandes. So konnte er sich im Haus wieder schneller bewegen und ohne fremde Hilfe vom Stuhl aufstehen. Neben der verbesserten Beweglichkeit hatte sich auch sein Gesichtsausdruck verbessert und die Schwellung am Bein war zurückgegangen.

Nach ungefähr drei Monaten der Therapie konstatierte er: „Ich habe noch immer Parkinson-Symptome, aber meine Lebensqualität ist deutlich erhöht."[1]

Als Naturwissenschaftler (73-jährig) und selbst an Parkinson Erkrankter, möchte ich durch meine hier vorgelegte Arbeit einen Beitrag zur Bewertung solcher Veröffentlichungen – mit Ergebnissen, die fast an Wunder grenzen – geben.

Das Ziel dieser Arbeit ist es, dass die Leser besser einschätzen können, wie man mit solchen Mitteilungen umgeht. Es ist bei derlei Veröffentlichungen immer die Interessenlage des Mitteilenden zu berücksichtigen. Diese kann als Grundlage edle, aber auch unedle Motive haben. Da diese Interessenlage dem Leser nicht bekannt ist, macht das eine Plausibilitätskontrolle erforderlich. Dafür wiederum wird medizinisches und naturwissenschaftliches Grundwissen benötigt.

2 Methoden

Die theoretischen Sachverhalte wurden zum größten Teil dem Internet entnommen. Sie wurden recherchiert und nach naturwissenschaftlichen Gesichtspunkten geordnet, aber nicht korrigiert. Somit ist in einigen Textabschnitten mit Widersprüchen zu rechnen.

Ich habe einen sechs Monate langen Selbstversuch mit täglich 60 Gramm nativem Kokosöl und einem drittel Liter Kokosmilch durchgeführt, um eine mögliche Wirkung von Kokosöl auf meinen Körper zu prüfen. Die ermittelten Daten wurden tabellarisch dargestellt und ausgewertet.

Weiterhin habe ich mich bemüht, das Thema sachlich und mit einfachen, verständlichen Worten zu bearbeiten. Gleichzeitig waren meine Bemühungen davon geprägt, die Angaben wissenschaftlich fundiert wiederzugeben.

Da es sich bei Kokosöl um ein Fettgemisch von verschiedenen Fettsäuren handelt, wurden die Zusammenhänge zwischen chemischer Struktur und der Wirkung auf den Menschen berücksichtigt.

3 Darstellung der Ergebnisse

3.1 Ergebnisse der Literatur- und Internetrecherche

3.1.1 Definition der Fette
Fette sind Dreifachester von Glycerin mit drei meist verschiedenen unverzweigten Monocarbonsäuren. [34]

```
CH₂ – OH       R1  – COOH      CH₂ – COO – R1
 |                              |
CH  – OH  +    R2  – COOH  ⇔   CH  – COO – R2  +  3H2O
 |                              |
CH₂ – OH       R3  – COOH      CH₂ – COO – R3

Glycerin   +   Fettsäuren   ⇔   Fett (Ester)   + Wasser
```

Die Fette werden im Darm mithilfe der Gallenstoffe und durch die Lipase der Bachspeicheldrüse in Fettsäuren und Glycerin gespalten (siehe Punkt 3.1.3).

3.1.2.1 Gesättigte Fettsäuren
Fettsäuren unterscheiden sich durch die Anzahl der C-Atome (Kettenlänge). Man kann Fettsäuren aufgrund ihrer Kettenlängen in
- kurzkettige (4 bis 7 C-Atome),
- mittelkettige (8 bis 12 C-Atome) und
- langkettige (mehr als 12 C-Atome)

Fettsäuren einteilen.

Es ist wichtig zu wissen, dass die Länge der Kohlenstoffkette die Eigenschaften jeder einzelnen Fettsäure mitbestimmt. Der Körper geht mit den kurz- und mittelkettigen Fettsäuren ganz anders um als mit den langkettigen. Die langkettigen müssen an spezielle Transporteiweiße gebunden werden, damit sie über das Blut zu den Zellen gelangen, um dort abgebaut oder im Fettgewebe gespeichert werden zu können.

Die kurz- und mittelkettigen Fettsäuren brauchen dieses Transporteiweiß nicht. Sie werden vom Körper ähnlich wie Kohlenhydrate behandelt und gelangen zur Leber, wo sie zur Energiegewinnung genutzt werden.

Die langkettigen Fettsäuren speichern sehr viel Energie auf kleinem Raum. Die meisten pflanzlichen und tierischen Fettsäuren bestehen deshalb aus langkettigen Fettsäuren. Ein hoher Anteil von kurz- und mittelkettigen Fettsäuren findet sich nur in Butter und im Kokosöl.

Eine gesättigte Fettsäure ist – als Untergruppe der Alkansäuren – eine Fettsäure, die keine Doppelbindungen zwischen C-Atomen aufweist. Die gesättigten Fettsäuren bilden eine homologe Reihe mit der Summenformel $C_nH_{2n+1}COOH$.

Stearinsäure-Formel C17H35COOH

Natürliche Fettsäuren bestehen in der Regel aus einer geraden Zahl von Kohlenstoffatomen und sind unverzweigt. Die Kohlenstoffkette muss mindestens vier C-Atome lang sein, somit ist die Buttersäure die einfachste natürliche Fettsäure. [2] Diese Fettsäuren kommen meist in Nahrungsmitteln tierischer Herkunft vor und werden vor allem als Energielieferanten im Körper genutzt (siehe Punkt 1.3). In den 50er-Jahren behaupteten Ernährungswissenschaftler und Mediziner, dass ein erhöhter Konsum von gesättigten Fettsäuren zu Krankheiten wie Arteriosklerose, Herzinfarkt und Schlaganfall führen würde. Man erklärte, dass die gesättigten Fettsäuren ungesund seien und Schuld an der Zunahme dieser Krankheiten wären.

So richtig populär wurden die Vorurteile gegen die gesättigten Fettsäuren erst, als die Speiseölindustrie sie für ihre eigenen Produkte einsetzte. Die Botschaft *ungesättigte Fettsäuren sind gesund und gesättigte Fettsäuren sind schlecht* wurde mit großem Werbeaufwand verbreitet. Zurzeit kann diese Behauptung nicht wissenschaftlich bestätigt werden.

Die Wahrheit ist wie bei vielen Ernährungsfragen komplizierter. Solange die Energiebilanz stimmt, sind gesättigte Fettsäuren nicht gesundheitsschädlich. [16,37]

3.1.2.2 Ungesättigte Fettsäuren

Ungesättigte Fettsäuren unterteilt man in *einfach* ungesättigte Fettsäuren und in *mehrfach* ungesättigte Fettsäuren.

Die einfach ungesättigten Fettsäuren besitzen als Alkansäuren mindestens eine Doppelbindung. Da in natürlichen Fettsäuren die Doppelbindungen meist in der cis-Konfiguration vorliegen, entsteht ein Knick von etwa 30 Grad in der Kohlenwasserstoffkette. Dadurch ist die Van-der-Waals-Wechselwirkung zu anderen Molekülen abgeschwächt; der Schmelzpunkt wird verringert. [3] Man spricht von der *cis-trans-Isomerie*.

Es handelt sich um eine cis-Form, wenn die Wasserstoffatome auf derselben räumlichen Ebene der Doppelbindung liegen, andernfalls ist es eine trans-Form (siehe Abbildung).

In natürlichen Fettsäuren liegen die Doppelbindungen meist in der cis-Konfiguration vor. Unverarbeitete, nicht erhitzte pflanzliche Fettsäuren sind von Natur aus frei von ungesättigten trans-Fettsäuren (kurz: Transfettsäuren).

Beim Erhitzen von Pflanzenölen mit einem hohen Gehalt an mehrfach ungesättigten cis-Fettsäuren, findet ab etwa 130 °C eine Isomerisierung von cis nach trans statt. Bei industriellen Prozessen wie der Fetthärtung erfolgt die Umwandlung ungesättigter Doppelbindungen in gesättigte Einfachbindungen. Durch die katalytische Wasserstoffanlagerung entstehen Transfettsäuren als Nebenprodukte.

cis- und trans-Form der ungesättigten Fettsäuren

Elaidinsäure

Ölsäure

Die Elaidinsäure ist eine Transfettsäure. Sie ist Bestandteil des Milchfettes und kommt in gehärteten Fetten vor. Der Schmelzpunkt liegt bei 46,5 °C. Die Ölsäure ist eine cis-Fettsäure. Kokosöl enthält davon 5 – 10 %. Der Schmelzpunkt liegt bei 13,5 °C. Beide Säuren haben die gleiche Formel: $C_{17}H_{33}COOH$.

Die mehrfach ungesättigten Fettsäuren besitzen zwei oder mehrere Doppelbindungen zwischen den Kohlenstoffatomen der Kette. Sie kommen in Pflanzenölen aber auch in Fleisch und Milchprodukten vor. Welche Rolle diese Fettsäuren im Stoffwechsel spielen, hängt aber nicht nur von der Zahl der Doppelbindungen ab, sondern auch davon, wo sich die Doppelbindung im Kohlenstoffgerüst befindet. Diese Position wird mit dem griechischen Buchstaben *Omega*, oder etwas einfacher mit *n* bezeichnet. Es handelt sich um die Omega-n-Fettsäuren.

3.1.2.2.1 Omega-n-Fettsäuren

Sie sind für den Menschen essenziell, da sie vom menschlichen Körper nicht selbst erzeugt werden können. Dazu zählen Fettsäuren, die Doppelbindungen an bestimmten Positionen tragen: die Omega-n-Fettsäuren. Hierbei steht n für eine Zahl und beschreibt die Position einer der Doppelbindungen. Bei der Omega-Zählweise wird vom *Omega-Ende* der Kohlenstoffkette aus gezählt, das der Carboxylgruppe gegenübersteht. Die Doppelbindung nahe der Carboxylgruppe erhält daher die größte Zahl. Die Position der dem Ende am nächsten stehenden Doppelbindung bestimmt den Typ der Omega-n-Fettsäure.

In der Abbildung der Linolensäure ist die Omega-Zählweise in Rot dargestellt. Für die Einteilung in die verschiedenen Gruppen der Omega-n-Fettsäuren ist nur die als Erste gezählte Doppelbindung entscheidend. [4]

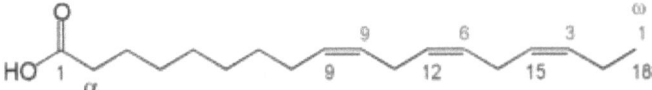

Alpha-Linolensäure, eine mehrfach ungesättigte Omega-3-Fettsäure

Sitzt zum Beispiel die erste Doppelbindung am dritten Kohlenstoffatom, so handelt es sich um eine Omega-3-Fettsäure. Diese kommt z. B. in Kaltwasserfischen (Makrele, Lachs und Hering) sowie in

Raps- und Flachs- bzw. Leinöl vor. Die wichtigste Omega-3-Fettsäure ist die Alpha-Linolensäure.

Liegt die Doppelbindung am sechsten Kohlenstoffatom, so handelt es sich um eine Omega-6-Fettsäure. Sie kommt in Sojaöl, Fleisch und Milchprodukten vor.

Obwohl mehrfach ungesättigte Fettsäuren ein Risiko in sich tragen, kommen wir ohne sie nicht aus. Wir brauchen zumindest die essenziellen Fettsäuren, da sie unser Körper nicht selbst herstellen kann, jedoch in verschiedenen Stoffwechselprozessen benötigt. [37]

Je nach Verhältnis von Omega-6-Fettsäuren zu Omega-3-Fettsäuren, stellt sich der Stoffwechsel unterschiedlich ein. Von Ernährungswissenschaftlern wird heute ein Verhältnis von 4:1 empfohlen. Ein hoher Anteil an Omega-3-Fettsäuren wirkt Entzündungen entgegen und erhöht den gesunden Cholesterinwert HDL im Blut.

Es wird geschätzt, dass der Mensch in seiner Geschichte ein Verhältnis von 2:1 (Omega-6 zu Omega-3) mit der Nahrung aufnahm. Heute ist das Verhältnis etwa 15:1. Hierdurch könnten entzündliche Prozesse begünstigt werden. Das ungünstige Verhältnis liegt teilweise daran, dass der Gehalt an Omega-3-Fettsäuren im Fleisch unter modernen Mastbedingungen weit unter dem von natürlich aufwachsenden Tieren liegt. [16] Meistens liegt der

Anteil von Omega-6-Fettsäuren zu hoch, deshalb muss der Anteil an Omega-3-Fettsäuren erhöht werden, um ein Verhältnis von 1:4 zu erreichen. Die Nahrungsaufnahme von Kokosöl kann unter Einfluss von Omega-3-Fettsäuren das Verhältnis zwischen diesen beiden Fettsäuren verbessern.

3.1.2.2.2 Transfettsäuren – konjugierte Fettsäuren und freie Radikale

Neben ungesättigten Fettsäuren in der cis-Konfiguration, kommen in der Natur auch Fettsäuren mit trans-konfigurierten Doppelbindungen vor, die Transfettsäuren. Fette der Transfettsäuren fallen auch als Nebenprodukt bei der Margarineherstellung an und stehen unter dem Verdacht, gesundheitsschädliche Eigenschaften zu haben. Insbesondere wird in der Literatur die negative Beeinflussung der koronaren Herzkrankheit angeführt. Der Apotheken-Sonderdienst gibt sogar folgenden Warnhinweis: *Transfette sind für den Konsumenten ein ernst zu nehmendes Gesundheitsrisiko.* [16]

Liegen mehrere Doppelbindungen – genauer gesagt C=C-Doppelbindungen – in einer Fettsäure vor, sind diese in der Regel durch eine Methylengruppe (CH_2-Gruppe) voneinander getrennt. Es existieren jedoch auch Fettsäuren, bei denen die Doppelbindungen enger beieinander, nämlich konjugiert vorliegen. In der Abbildung der Octadeca-9c, 11t-diensäure (Linolsäure), liegen die Doppelbindungen konjugiert vor. Da eine der Doppelbindungen als trans-Doppelbindung vorliegt, ist diese Verbindung gleichzeitig eine Transfettsäure. Für die Bildung dieser Fettsäuren sind oft Bakterien im Verdauungstrakt der Wiederkäuer die Ursache. Konjugierte Fettsäuren sind daher in allen Milchprodukten vertreten. Sie sollen wahrscheinlich einer Arterienverkalkung entgegenwirken.

In Tierversuchen wurden eine ganze Menge positiver Wirkungen von konjugierten Fettsäuren festgestellt. Sie reduzieren zum Beispiel den Fettanteil des Körpers und steigern die Muskelmasse.

Artgerecht gehaltene Kühe liefern dreimal mehr Milch mit konjugierte Fettsäuren als Kühe von Stalltieren, die mit Silage und Kraftfutter gefüttert werden. [16]

Octadeca-9c, 11t-diensäure, eine konjugierte Fettsäure[4]

Ungesättigte, insbesondere mehrfach ungesättigte Fettsäuren sind durch ihre Doppelbindungen sehr anfällig für Umwandlungen in Transfette. Hinzu kommt, dass sie unter Einwirkung von Licht, Luft, Hitze und anderen Faktoren leicht oxidieren und freie Radikale bilden. Diese Radikale sind im Allgemeinen ebenfalls sehr unbeständig und reaktionsfreudig, da ihnen ein Elektron fehlt und sie die Bildung eines Elektronenpaares durch Oxidation anstreben. In stabilen Molekülverbindungen treten die Elektronen immer paarweise auf. Sobald sich aus einem Molekül ein Radikal bildet, ändern sich seine physikalischen und chemischen Eigenschaften Ist dieses Molekül Bestandteil einer lebenden Zelle, so beeinflusst es deren gesamte Funktion. Je mehr freie Radikale unsere Zellen angreifen, desto größer sind die Schäden. Die Folgen sind Zellmutationen bis hin zum Zelltod.

Freien Radikale lassen die Fette oft ranzig werden. Man merkt nicht unbedingt am Geruch und am Geschmack, ob ein Fett ranzig ist. Nur wenn ranzige Fette auf andere Nahrungsmittel einwirken und Nebenprodukte entstehen, lässt sich die Ranzigkeit am Geruch und am Geschmack erkennen.

Freie Radikale entstehen oft unbemerkt und sind für unsere Zellen äußerst schädlich. Die freien Radikale erhöhen das Krebsrisiko durch einen erhöhten Verzehr von ungesättigten Fettsäuren. Die freien Radikale schwächen das Immunsystem und lassen die Haut schneller altern. Am besten lässt sich die Entstehung von freien Radikalen vermeiden, wenn man nur frisches natives Öl verwendet.

Bei gesättigten Fettsäuren besteht das Problem der Radikalenbildung nicht, da sie keine Doppelbindungen haben und deshalb stabil gegen Temperatur, Luft und Licht sind.

3.1.3 Stoffwechsel der Fette

3.1.3.1 Aktivierung und Transport

Die Fette werden im Darm mithilfe der Gallenstoffe und durch die Lipase der Bauchspeicheldrüse in Fettsäuren und Glyzerin gespalten. Danach gelangen die Fettsäuren über die Lymphbahn ins Blut und werden in den Fettdepots abgelegt. Jede lebende Zelle benötigt für ihren Stoffwechsel Energie. Diese wird in den Mitochondrien erzeugt, weshalb man sie auch als *Kraftwerk der Zelle* bezeichnet. Die Fettsäuren werden bei Bedarf zu den Energie benötigenden Zellen transportiert, wo sie zuerst unter ATP-Verbrauch an das Coenzym A (CoA) gebunden (aktiviert) werden. [2] [17]

R-COOH + CoA-SH + ATP ---- R-CO-S-CoA + 2 Pi + H + AMP

Diese Aktivierung ist notwendig, da Fettsäuren durch die Mitochondrium-Membran diffundieren können. Nur aktiv transportierte Fettsäuren werden zur ß-Oxidation herangezogen. Die Aktivierung ist nicht reversibel, eine aktivierte Fettsäure wird abgebaut.

3.1.3.2 Fettsäureabbau durch ß-Oxidation

Die ß-Oxidation der Fettsäuren findet in der Matrix des Mitochondriums zu Acetyl-CoA und Keton-Körper statt, welche im Citratcyklus weiterverwen-

det werden, um ATP zu gewinnen. Die dabei entstehende Energie wird zur Regeneration des *Akkus* ATP verwendet. Das ATP steht dann wieder für Energie verbrauchende Vorgänge zur Verfügung.
Die ß-Oxidation verläuft in folgenden Schritten: Fettsäuren werden zuerst an dem zur Carboxylgruppe ß-ständigen C-Atom oxidiert. Die endständige C2-Einheit wird abgespalten. Dieser Vorgang vollzieht sich durch das Zusammenwirken von wasserstoffübertragenen, Wasserstoff anlagernden und gruppenübertragenen Enzymen. Der Fettsäureabbau erfolgt mithilfe von Sauerstoff und Wärmebildung zu Kohlenstoffdioxid und Wasser. [34]

Nicht alle beim Fettsäureabbau entstehenden Acetyl-A-Moleküle werden in den Citratzyklus eingeschleust; ein Teil wird auch zum Aufbau der Keton Körper verwendet, die zur Energiegewinnung mit herangezogen werden. Von den Nervenzellen weiß man, dass sie den Brennstoff *Glukose* durch Keton-Körper ersetzen können. [2] [12]
Eine kohlenhydratarme Ernährung führt zu einer starken Produktion von Keton-Körpern. Überschüssige Keton-Körper, die der Körper nicht benötigt, werden nicht gespeichert, sondern mit dem Urin ausgeschieden. Der Zustand einer leichten Ketose ist für uns Menschen ein Idealzustand. Er besagt lediglich, dass wenige Kohlenhydrate in der Nahrung sind und unser Gehirn seine Energie aus Ke-

ton-Körpern beziehen muss. Die *Ketose* darf nicht mit dem Begriff der *Ketoazidose* verwechselt werden, die eine gefährliche Komplikation bei Diabetes-Erkrankungen bezeichnet.

3.1.4 Kokosöl

3.1.4.1 Bestandteile des Kokosöls

Da es sich beim Kokosöl sowie bei allen Naturprodukten um biologisches Material handelt und dieses von der geografischen Lage, dem Klima und der Fruchtsorte abhängt, sind die Qualität und der prozentuale Anteil an Fettsäuren starken Schwankungen unterworfen.

Kokosöl besteht aus folgenden Fettsäuren:

- **gesättigten Fettsäuren**

Name	Anteil [%]	C-Kette	Aggregatzustand	Schmelzpunkt [°C]	Siedepunkt [°C]
Laurinsäure	45–53	12	fest	44	298
Caprinsäure	02–04	10	fest	31	270
Caprylsäure	05–08	8	flüssig	16	237
Myristinsäure	17–21	14	fest	54,2	250
Palmitinsäure	08–10	16	fest	64	351
Stearinsäure	01–03	18	fest	69	370

- **ungesättigter Fettsäure**

Name	Anteil [%]	C-Kette	Aggregatzustand	Schmelzpunkt [°C]	Siedepunkt [°C]
Ölsäure	05–08	18	flüssig	5	230

- **mehrfach ungesättigter Fettsäure**

Name	Anteil [%]	C-Kette	Aggregatzustand	Schmelzpunkt [°C]	Siedepunkt [°C]
Linolsäure	00–01	18	flüssig	5	230

Das Kokosöl als Gemisch aus den verschiedenen Fettsäureanteilen eignet sich als hoch erhitzbares Öl zum Kochen, Braten und Backen. Der Aggregatzustand ist fest, der Schmelzpunkt liegt bei 18 – 23 °C, der Rauchpunkt bei 234 °C und der Flammpunkt bei 288 °C.

3.1.4.2 Wirkung von Kokosöl auf den Menschen

Bei allen weiteren Betrachtungen darf man Kokosöl nicht mit ähnlichen tropischen Fetten verwechseln. So wird z. B. **Palmöl** aus dem Fruchtfleisch der Ölpalme (Elaeis guineensis) gewonnen. [9] **Palmkernöl** dagegen wird aus den Kernen der Ölfrucht der Ölpalme gewonnen. Die Kerne werden getrocknet, gemahlen und danach gepresst. [9] **Kokosöl oder Kokosnussöl, auch** *Kokosfett* genannt, wird aus Kopra, dem Nährgewebe der Kokosnuss (Frucht der Kokospalme *Cocos nucifera*) gewonnen. Dieses Fruchtfleisch (*Kopra*) wird zerkleinert, getrocknet und danach in Ölmühlen ausgepresst. Es geht in diesem Beitrag nur um die Betrachtung von **Kokosöl**. [6] [37]

Bemerkungen zur Qualität von Kokosöl

Natürlich ist die Qualität der Kokosnüsse Voraussetzung für die Qualität des Endproduktes. Ein Bio-Siegel ist nicht unbedingt erforderlich, da die meisten Kokosnussplantagen naturbelassen sind. Bio-Zertifikate stellen jedoch sicher, dass keine Pestizide oder künstlichen Düngemittel verwendet werden.

Nach der Herstellungstechnik unterscheidet man zwischen raffiniertem und nativem Kokosöl.

Raffiniertes Kokosöl wird aus der Kopra, dem getrockneten Kokosnussfleisch hergestellt. Das frische Kokosnussfleisch wird mechanisch zerkleinert und danach in Industrieöfen oder aber auch unter freiem Himmel in der Sonne getrocknet. Anschließend wird das Kokosöl aus der getrockneten Kopra gepresst. Nach der Pressung wird das Kokosöl chemisch raffiniert, gebleicht und deodoriert, um Aromen, Farben und Gerüche zu entfernen. Ein Teil dieses Öls wird auch noch mit Wasserstoff gehärtet, wobei gefährliche Transfettsäuren entstehen können. Die Verwendung als Nahrungsmittel kann deshalb nicht empfohlen werden.

Natives Kokosöl wird ebenfalls aus der Kopra, dem getrockneten Kokosnussfleisch hergestellt. Die Bezeichnung *nativ* steht für naturbelassen. Das frische Kokosnussfleisch wird mechanisch zerkleinert und danach unter freiem Himmel in der Sonne getrocknet. Anschließend wird das Kokosöl kalt aus der getrockneten Kopra gepresst.

An die Herstellung bzw. Gewinnung von nativem Kokosöl werden hohe Anforderungen gestellt. Es dürfen nur physikalische Methoden zur Behandlung des Öls angewandt werden wie Pressen, Filtrieren, Dekantieren und Zentrifugieren. Bei diesen Vorgängen darf die Temperatur nicht über 40 °C steigen. Mischungen mit anderen Stoffen sind nicht zulässig.

Für die Verwendung als Nahrungsmittel wird deshalb Kokosöl mit folgender Kennzeichnung empfohlen:

Bio-Kokosöl, extra nativ, Rohkostqualität, 100 % naturbelassen, kalt gepresst, ohne Zusatzstoffe, nicht raffiniert, nicht desodoriert, nicht gebleicht, nicht gehärtet.

Aus dem vorangegangen Punkt 3.1.4.1 ist ersichtlich, dass Kokosöl ca. 90 % gesättigte, ca. 8 % einfach ungesättigte und nur 1 % mehrfach ungesättigte Fettsäuren enthält. In den letzten Jahrzehnten hat man aber gelehrt, dass die gesättigten Fettsäuren die schlechten sind, die zu erhöhten Cholesterinwerten und über kurz oder lang zu Herzinfarkt und Schlaganfall führen. Es stellt sich also die Frage: Wie können die Kokosprodukte essenden Naturvölker trotz hohen Kokosölkonsums gesund bleiben? Hierzu sind noch zahlreiche wissenschaftliche Untersuchungen erforderlich.

Die Beantwortung dieser Frage liegt vermutlich in der unterschiedlichen Länge der Kohlenstoffketten und dem geringen Anteil an mehrfach ungesättigten Fettsäuren. Kokosöl besteht – als einziges natürliches Öl – zu über 50 % aus mittelkettigen Fettsäuren (8 – 12 C-Atome). Diese mittelkettigen Fettsäuren sowie der geringe Gehalt an mehrfach ungesättigten Fettsäuren sind es, die dem Kokosöl einen Großteil seiner besonderen Eigenschaften verleihen.

Achtung bei der Bezeichnung *Kokosöl* oder *Kokosfett*

Chemisch betrachtet besteht kein Unterschied. Es ist vom Aggregatzustand abhängig, ob es als *Öl* (flüssig) oder als *Fett* (fest) bezeichnet wird. Der Schmelzpunkt liegt zwischen 18 °C und 23°C. Bei normaler Raumtemperatur ist Kokosöl streichfähig, und cremig weiß. In den Sommermonaten ist es klar und flüssig.

In der Speiseölindustrie werden leider andere Kriterien zur Kennzeichnung von Ölen und Fetten benutzt. Native Produkte werden als *Öle* und die desodorierten Produkte als *Fette* bezeichnet.

Eine Fetthärtung ist bei Bio-Kokosöl völlig ausgeschlossen. Bio-Kokosfett gibt es im Handel mit der Bezeichnung *mild* oder *gedämpft*. Hierbei wird gleich nach der Herstellung des Öls das Produkt mit Wasserdampf behandelt. Dabei wird dem Öl ein Teil der positiven Fettbegleitstoffe entzogen. Das Fettsäuremuster wird dabei jedoch kaum verändert. Durch dieses *Desodorieren* verliert das entstandene Fett den typischen Kokosduft Es lässt sich somit überall dort verwenden, wo andere Aromen vorherrschen sollen

Kokosöl – leicht verdaulich

Mittelkettige Fettsäuren sind leicht verdaulich. Bereits im Mund und im Magen werden sie aus dem Fettverbund herausgelöst und können ohne die Mitwirkung der Gallensäuren verdaut werden. Sie sind wasserlöslich und gelangen daher über die Blutbahn in die Leber. Dort werden sie vom Körper (siehe Fettabbau Punkt 3.1.3) sehr gern zur Energiegewinnung genutzt und weniger gern in die Fettdepots eingelagert. [6]

Wer Probleme mit der Verdauung von Fett hat, sollte zu Kokosöl wechseln. Kokosöl kann selbst von Menschen mit Fettverdauungsschwäche verwendet werden. Bis auf die essenziellen Fettsäuren kann Kokosöl die schwer verdaulichen Fette weitgehend ersetzen.

Kokosöl – geeignet zur Gewichtsabnahme

Eine Studie von 2001 zeigt, dass mittelkettige Fettsäuren das Körpergewicht und den Körperfettanteil besser reduzieren können als Diäten, die langkettige Fettsäuren enthalten.

Die mittelkettigen Fettsäuren, von denen Kokosöl über 50 % enthält, haben den Vorteil, dass der Körper mit ihnen anders umgeht als mit den langkettigen Fettsäuren. Er behandelt sie so ähnlich wie Kohlenhydrate. Beide Stoffe werden so verwendet, dass daraus schnell Energie gewonnen wird. So findet man deshalb die mittelständigen Fettsäuren häufig in der Nahrung von Sportlern. Zu einer Gewichtszunahme tragen Kohlenhydrate und mittelkettige Fettsäuren nur bei, wenn wir uns zu viele Kalorien zuführen. Die Energie kann nicht verbraucht werden und wird somit vom Körper in Fett umgewandelt und eingelagert.

Anders verhält es sich mit den langkettigen Fettsäuren. Sie eignen sich besser als langfristige Energiespeicher und ein Teil von ihnen wird zunächst in Fettdepots eingelagert und nur abgerufen, wenn die Kohlenhydratvorräte erschöpft sind. Sie bleiben also oft in diesen Depots und vergrößern die Fettvorräte.

Wer Kokosöl in seinen Speiseplan aufnimmt, hat grundsätzlich ein längeres Sättigungsgefühl als mit kohlenhydrathaltiger Nahrung. Die Ernährung mit mittelkettigen Fettsäuren lässt den Blutzuckerspiegel nicht in die Höhe schießen. Wenn man in einer Mahlzeit die Kohlenhydratkalorien durch Kokosölkalorien ersetzt, bleibt der Blutzuckerspiegel gleichmäßiger und die Mahlzeit macht länger satt.

Kokosöl hat gegenüber der Ernährung mit Kohlen-
hydraten oder der Ernährung mit langkettigen Fettsäuren noch einen Vorteil: Es erhöht den Grundumsatz, also die Menge an Energie, die der Körper
verbraucht, um seine eigenen Funktionen aufrecht-
zuerhalten. Der Grundumsatz macht ca. zwei Drittel
des menschlichen Energieverbrauchs aus. Wenn
sich dieser nur leicht erhöht, verbraucht man automatisch mehr Kalorien. Dies bedeutet: Wenn man
irgendein Fett durch Kokosöl ersetzt, regt man den
Stoffwechsel an und trägt zum Abbau von Übergewicht bei. [6,37] Durch eine kohlehydratarme Ernährung wird die Gewichtsabnahme unterstützt. Es
sollte die Stoffwechsellage einer leichten Ketose
angestrebt werden.

Kokosöl – gegen Bakterien, Viren und Pilze
Die mittelkettigen Fettsäuren des Kokosöls wirken
antimikrobiell, antimykotisch und antiviral, und zwar
sowohl bei innerer als auch bei äußerer Anwendung. [6]
Viele Krankheitserreger sind Einzeller, darunter
Bakterien und Viren. Wie bei den menschlichen
Zellen bestehen ihre Zellwände überwiegend aus
Fett. Im Gegensatz zu den sehr stabilen Zellwän-
den des Menschen, sind diese bei Mikroben viel
dünner, weicher und empfindlicher. Kommen sie in
Kontakt mit mittelkettigen Fettsäuren, wirken diese
wie eine Art Lösungsmittel, weichen sie auf und

zerstören sie. Obwohl es gegen die Bekämpfung von Viren so gut wie keine Medikamente gibt und man nur auf die Stärkung der Abwehrkräfte angewiesen ist, lässt sich durch die Einnahme von Kokosöl die Keimzahl von Mikroben verringern.

Pilzinfektionen verlaufen oft zäh, auch sie lassen sich mit der äußeren bzw. inneren Anwendung von Kokosöl unterstützend bekämpfen. [37]

Kokosöl – gegen Herzkrankheiten

1990 zeigten Studien, dass die Wirkung von Kokos- und Sojaöl bei jungen Männern mit normalen Blutfettwerten zu folgendem Ergebnis führte: Der Verzehr von Kokosöl ergab einen Anstieg des HDL-Cholesterinwertes (gutes Cholesterin), wohingegen Sojaöl dieses erwünschte Lipoproteid senkte.

Kokosöl hat eine sehr vorteilhafte Wirkung auf das Herz und den Cholesterinspiegel. Das im Blut gemessene Gesamtcholesterin setzt sich aus dem HDL- und dem LDL-Cholesterin zusammen. Diese Verbindungen transportieren das Cholesterin von der Leber zu den verschiedenen Geweben bzw. von dort zur Leber zurück. Befindet sich zu viel LDL-Cholesterin im Blut, kann sich das negativ auf den Körper auswirken. Dieses LDL-Cholesterin ist verantwortlich für die Verkalkung der Blutgefäße. Hinsichtlich der Risikofaktoren für Herz-Kreislauf-Krankheiten sehen Mediziner ein hohes LDL-Cholesterin als ungünstig an. Dem HDL-Cholesterin hingegen hat man eine gefäßschützende Wirkung zugeschrieben, da es Cholesterin aus den Geweben und Ablagerungen an der Gefäßwand aufnimmt und zur Leber zurücktransportiert (siehe Punkt 3.2.3).[19]

Kokosöl – gegen Demenz, Parkinson und Krebs
Das von Alzheimer bzw. Parkinson betroffene Gehirn kann oftmals nur noch unzureichend Glukose als Energiequelle nutzen. Aus Kokosöl können jedoch Ketone hergestellt werden, die das geschädigte Gehirn besser aufnehmen kann. Die Krankheitssymptome nehmen ab und die Krankheit schreitet langsamer voran oder bessert sich sogar. Kokosöl schenkt dem Gehirn mehr Energie.
Auch bei Krebs kann Kokosöl in die Nahrung integriert werden. Es versorgt den oft ausgezehrten Körper mit leicht verdaulichen Kalorien, entlastet durch seine antimikrobielle Wirkung das Immunsystem und wirkt zusätzlich entzündungshemmend. Es gibt sogar ein konkretes Programm, die *Ketogene Reinigung*, die über fünf bis zehn Tage durchgeführt wird und dabei hilft, Krebszellen auszuhungern. [6,12]

Kokosöl gegen trockene Haut und Hautkrankheiten
Die meisten Cremes zur Hautpflege bestehen aus Öl und Wasser. Wasser hat den großen Vorteil

schnell in die Haut einzudringen, sie aufquellen zu lassen und somit eventuell vorhandene Falten zu glätten. Der Nachteil ist, dass das Wasser die Haut schnell verlässt und somit die Falten wieder hervortreten. Besteht das verwendete Öl dazu noch aus ungesättigten pflanzlichen Fettsäuren, so können sich unter Einwirkung von Licht und Luft freie Radikale bilden. Diese aggressiven freien Radikale führen zur Alterung der Haut. Dies kann man durch die Verwendung von Kokosöl umgehen.

Der große Vorteil von Kokosöl besteht darin, dass es schnell in die Haut eindringt, dort länger verweilt und keine freien Radikale bildet. Auch bei der Bekämpfung von trockener und rissiger Haut hat sich Kokosöl bewährt. Selbst bei schweren Hautproblemen wie Neurodermitis wird von Erfolgen berichtet. Verstärkt wird die heilende Wirkung von Kokosöl noch, wenn es in ausreichender Menge verzehrt wird, damit es gleichzeitig von innen und außen wirken kann.

3.1.4.3 Konkurrenzkämpfe zwischen der Speiseölindustrie und den Kokosölerzeugern

Interessant ist, dass die meisten der aufgeführten positiven Eigenschaften und Wirkungen des Kokosöls schon seit vielen Jahrzehnten bekannt sind. Man lässt sie einfach unter den Tisch fallen, um der Menschheit das aufwendig hergestellte Industrie-Öl aus teilweise gentechnisch veränderten Saaten, wie Raps oder Soja, als besonders gesund darzustellen. Leider lässt man die Vorteile des Kokosöls nicht nur unter den Tisch fallen, sondern macht das Kokosöl sogar schlecht, um auf diese Weise möglichst alle Menschen auf die Seite der Konsumenten von mehrfach ungesättigten Pflanzenölen zu ziehen, die zu allem Überfluss auch noch hochgradig industriell verarbeitet werden.

Mehr als 30 Jahre litten das Kokosöl und seine Erzeuger unter den Diffamierungen, die ihren Ursprung in den USA hatten und beispielsweise aus Veröffentlichungen der Verbraucherschutzorganisation *Centers for Science* stammten. Gleichzeitig gab es Publikationen der wissenschaftlichen und medizinischen Fachwelt, die Fehlinformationen verbreiteten. So wurde Kokosöl Opfer von Intrigen und Desinformationen. [6]

Einige Beispiele für diese Behauptung:
1950 behauptete ein Forscher, dass gehärtetes Pflanzenfett die Ursache für das Ansteigen der Herzkrankheiten sei. Die Speiseölindustrie fürchtete Umsatzeinbußen und behauptete fälschlicherweise, nicht die Härtung sei das Problem, sondern die in den gehärteten Fetten vorhandenen gesättigten Fettsäuren. Zur selben Zeit berichtete ein Forscher aus Philadelphia, der Konsum von mehrfach ungesättigten Fettsäuren führe zur Senkung des Cholesterinspiegels. Auf diese wissenschaftliche

Veröffentlichung und die allgemeine Anerkennung derselben reagierte die Speiseölindustrie damit, dass sie sich immer mehr darauf konzentrierte, die in den Lebensmitteln vorkommenden gesättigten Fettsäuren durch mehrfach ungesättigte Fettsäuren zu ersetzen.

Bei der industriellen Verarbeitung ungesättigter Fettsäuren besteht allerdings die enorme Gefahr, dass sich aufgrund der Unbeständigkeit dieser Fettsäuren schädliche Abbauprodukte und natürlich ganz besonders die gefährlichen Transfettsäuren, entwickeln können. [6]

1986 veröffentlichte die Verbraucherschutzorganisation *CSPI* eine Pressemitteilung, in der sie Palm-, Palmkern- und Kokosöl als reich an Arterien verstopfenden gesättigten Fetten bezeichnete. Die *CSPI* forderte den obligatorischen Kennzeichnungszusatz *gesättigtes Fett*, wenn Kokosöl in einem Produkt enthalten war.

1987 forderte die ASA (*American Soybean Association*) die FDA (amerikanische Gesundheitsbehörde) auf, die Kennzeichnungspflicht (*enthält tropische Fette)* einzuführen.

1988 veröffentlichte die *CSPI* eine Broschüre, die Produkte auflistete, die unerwünschte tropische Öle enthalten, damit der Verbraucher diese Produkte meiden konnte.

Zusammenfassend lässt sich sagen, dass die Angriffe auf das Kokosöl bis in die heutige Zeit weitergehen. Heute noch gibt es viele Menschen, ja sogar Ärzte und Ernährungswissenschaftler, die vom Konsum des Kokosöls aufgrund der darin enthaltenen gesättigten Fettsäuren abraten, obwohl der wissenschaftlich Nachweis für die Arterien verstopfende Wirkung durch gesättigter Fettsäuren nicht erbracht wurde.[16] Wissenschaftlich erwiesen ist aber, dass vermutlich die angeblich schädlichen Transfettsäuren dafür verantwortlich sind. Transfettsäuren lassen sich nicht aus gesättigten Fettsäuren herstellen, sondern nur aus ungesättigten Fettsäuren. [6]

In den 80er-Jahren sträubte sich bei Ernährungswissenschaftlern das Nackenhaar, wenn von Kokosöl als Nahrungsmittel die Rede war. Heute gilt es als gesund.

3.1.5 Transfettsäuren und ihre Wirkungen auf den Menschen

3.1.5.1 Mögliche Gesundheitsgefahren
Gehärtete Fette wurden als Fortschritt verkauft und gefeiert

Es sollte ein Fortschritt sein, als vor gut 100 Jahren die Fetthärtung erfunden wurde. Diese Entdeckung machte es nämlich möglich, dass aus flüssigen Pflanzenölen Fette gemacht wurden, die streichfähig waren und sich somit gut für die Küche eigneten. Hinzu kam die längere Haltbarkeit. Es begann der Siegeszug der Margarine. Doch zunächst war man sich der schädlichen Auswirkung auf die Gesundheit des Menschen nicht bewusst. Durch das Erhitzen dieser Fette entstehen künstliche Transfettsäuren, also schädliches Fett. Dabei sollte die Entwicklung dieser Fette ein Meilenstein in der Ernährungswirtschaft sein. Das beste Beispiel ist das pflanzliche Öl. Wird es hydrogeniert (gehärtet), ist es nicht mehr so ölig und ist – und das ist für die Ernährungsmittelindustrie die wichtigste Eigenschaft – wesentlich länger haltbar. Aus diesem Grund ist es äußerst beliebt bei Restaurants und Imbissbuden. Die Pommes frites werden dadurch appetitlich braun und Croissants behalten ihre Konsistenz. [7]

Transfettsäuren finden sich in vielen Nahrungsmitteln

In unserem modernen Essen finden sich überall Transfette. Dazu zählen Pommes frites, Chips, alle frittierten Lebensmittel wie Chicken Wings sowie Blätterteig, Fertigsuppen, Bratensoßen und Wurst. Selbst in Müsliriegeln oder Frühstücksflocken sind Transfette enthalten. Seit einem Jahrhundert werden flüssige Öle in festes Fett umgewandelt, ein Prozess, der eine Revolution in der industriellen Ernährungswirtschaft bedeutete. Die Reformhäuser lehnten den Einsatz gehärteter Fette jedoch konsequent ab. [7]

Falsche Behauptungen auf Kosten der Gesundheit

Fast 100 Jahre lang wurden die besorgniserregenden Forschungsergebnisse mit Erfolg unterdrückt. Man ist sogar so weit gegangen, dass behauptet wurde, bei den Transfetten handele es sich um ungesättigte Fettsäuren, die harmloser seien als tierische Fette. Es wurde sogar damit geworben, dass sie heilsame Zutaten enthielten. Das hatte ungeahnte Folgen für den Verbraucher. Doch mittlerweile ist man von dieser Ansicht abgewichen. Die *Killerfette* und die Gefahren für die Gesundheit stehen nun im Rampenlicht. Studien haben ergeben, dass sie nicht nur für Übergewicht, sondern auch für Erkrankungen verantwortlich sind. [7]

Transfette beeinflussen den Cholesterinwert negativ

Transfette erhöhen den Cholesterinwert LDL im Blut zum Nachteil des HDL. Das Risiko einer Entzündung im Körper steigt und die Gefahren für die Gefäße des Menschen wachsen. Das führt zu einer Erhöhung des Schlaganfall- bzw. Herzinfarktrisikos. [7]

Durch Pommes frites steigt die Herzinfarktgefahr

An erster Stelle der Krankheiten stehen Herzinfarkte und Schlaganfälle. Bereits fünf Gramm Pommes frites täglich genügen, um die Wahrscheinlichkeit, einen Herzinfarkt zu bekommen um bis zu 25 % zu erhöhen. Dafür reicht schon eine kleine Portion. Gerade aus diesem Grund ist es besonders wichtig, dass die Verbraucher auf den Etiketten über die versteckten Fette informiert werden. Aber auch unverpackte Ware soll, nach Meinung der Verbraucherschützer und Forscher, dementsprechend gezeichnet werden.

Transfette sind auch ein Grund für Arteriosklerose. Sie sind für die Bildung diverser Fett-Eiweiß-Verbindungen verantwortlich, die sich in den Gefäßen des Menschen ablagern und so großen Schaden verursachen. [7].

Transfette sind mitverantwortlich für hohen Blutdruck, Übergewicht und Diabetes

Gleichzeitig sorgen sie auch für Übergewicht und können für das Auftreten von Diabetes verantwortlich sein. Schon 2 % Transfettsäuren genügen, um die Krankheitsrate auf ein Drittel ansteigen zu lassen. Beim Blutdruck – einem der großen Risikofaktoren unserer Zeit – verhält es sich ähnlich. Auch hier können die Transfette für den Bluthochdruck verantwortlich sein. Transfette sorgen auch dafür, dass die Zellmembranen durchlässig werden und so die Abläufe wesentlich stören und beeinflussen können. Untersuchungen haben weiterhin ergeben, dass die schädlichen Fette das Immunsystem in erheblichem Maße angreifen. [7]

Transfette können den vorzeitigen Tod bedeuten

Prof. Walter Willet, Ernährungsexperte an der Harvarduniversität von Boston, hat schon vor Jahren die Gefahr erkannt, die von den Transfetten ausgeht. Dabei stellte er auch den Zusammenhang von Margarinekonsum und Herzkrankheiten her. Erkenntnisse konnten belegen, dass allein in den Vereinigten Staaten jedes Jahr eine große Zahl Menschen durch den Genuss von Transfetten im Essen vorzeitig verstarb. Das bedeutet gleichzeitig, dass die Konsequenzen für den arglosen Verbraucher als absolut einschneidend bezeichnet werden dürfen. [7] Wissenschaftler schätzen, dass Transfette für etwa 6 % aller Todesfälle in den USA verantwortlich sind. [17]

Alzheimer und Parkinson durch Transfette

Neue Studien in den USA haben zudem ergeben, dass der Konsum von Transfetten dazu führen kann, dass der Geist im Alter abbaut und somit auch Alzheimer und Parkinson verursachen kann. Forscher haben festgestellt, dass Transfette für Entzündungen im Körper verantwortlich sind und somit auch das Gehirn angreifen können. [7]

3.1.5.2 Gegenteilige Meinungen zur Gesundheitsgefährdung

Natürliche Transfette schaden nicht

Trotz Untersuchungen ist das Ergebnis nicht immer eindeutig, denn Produkte können auch natürliche Transfette enthalten, die keinerlei Auswirkungen auf den Stoffwechsel des Menschen haben. Das führt allerdings zu Streitfällen, denn natürliche Transfette befinden sich auch im Pansen der Wiederkäuer und man findet sie demzufolge auch in Milchprodukten wie Käse oder Quark wieder. Aber trotzdem kann der Verbraucher beruhigt sein. Denn natürliche Transfette in Milcherzeugnissen wirken sich nicht so schädlich aus, wie industriell hergestellte Transfette. Nach Meinung der Experten kann der menschliche Körper mit diesem Anteil an Transfetten gut leben. [7]

Erhöhte Gesundheitsgefahr durch hohen Konsum von Transfetten

„Nach wissenschaftlichen Untersuchungen geht von Nahrungsmitteln mit höheren Anteilen von Transfettsäuren eine erhöhte Gesundheitsgefahr aus. Ein hoher Konsum von trans-Fettsäureestern gilt als eine Ursache für einen zu hohen LDL-Spiegel im Blut und für einen Abfall des HDL-Spiegels, was zu einem erhöhten Herzinfarkt- und Schlaganfallrisiko führen kann.[7] Menschen mit speziellen Ernährungsgewohnheiten (häufiger Verzehr von Fast Food, Fertiggerichten, verschiedenen Backwaren und minderwertigen Margarinen) nehmen mehr als zwei bis drei Gramm Transfettsäuren pro Tag zu sich. Eine tägliche Einnahme von Fetten mit fünf Gramm dieser Transfettsäuren steigert das Risiko der koronaren Herzerkrankung um 25 %. [36]

Aussage der EU-Behörde zur Wirkung von Transfettsäuren

Zu anderen gesundheitlichen Auswirkungen von Fetten der Transfettsäuren, wie zu hoher Blutdruck, Insulinresistenz, Krebsrisiko und Allergien, liegen nach Auffassung der EU-Behörde für Lebensmittelsicherheit keine ausreichend aussagekräftigen Untersuchungen vor. Unbekannt sind die Effekte durch Einlagerung in die Zellmembranen, werden aber grundsätzlich als zusätzliches Gesundheitsrisiko angesehen.

Zur Wirkung verschiedener transisomerer Fettsäuren gibt es heute kaum fundierte Erkenntnisse. Lediglich für einzelne Transfettsäuren wie die Elaidiensäure und die konjugierte Linolsäure liegen konkrete Untersuchungen vor. Deshalb werden die Transfettsäuren in Studien nicht isomerenspezifisch betrachtet.

Die Vielzahl der Positionsisomere von einfach und mehrfach ungesättigten Transfettsäuren hat zur Folge, dass mit aufwendigen Analysemethoden mehr als 50 Transfettsäuren in Lebensmitteln nachgewiesen werden müssen. [32]

Transfettsäuren werden energetisch wie cis-Fettsäuren über die ß-Oxidation verstoffwechselt. Der Metabolismus jedoch verläuft verzögert. Ernährungsregimes mit hohem Anteil an Transfettsäuren erhöhen die Konzentration an Gesamtcholesterin und LDL-Cholesterin. Aufgrund der vorhandenen Daten wird empfohlen, die Transfettsäureaufnahme einzuschränken, um koronaren Herzkrankheiten vorzubeugen. [32]

Situation in der Schweiz und Dänemark

Am 01.04.2008 wurde in der Schweizerischen Lebensmittelverordnung ein Grenzwert von max. 2 % (bezogen auf den gesamten Fettgehalt) für Transfettsäuren in pflanzlichen Speisefetten und Speiseölen eingeführt. Damit ist die Schweiz weltweit das zweite Land nach Dänemark, das einen gesetzlichen Grenzwert einführte. [18]

Situation in Deutschland

Der Ernährungswissenschaftler der Universität Jena, Prof. Dr. Gerhard Jahreis, schätzt die Situation folgendermaßen ein: *Eine allgemeine Verurteilung von Transfettsäuren als gesundheitsschädlich ist nicht gerechtfertigt, vielmehr müssen die verschiedenen Transfettsäuren, die in der Nahrung vorkommen, unterschiedlich beurteilt werden. Hierzu sind neue umfangreiche Untersuchungen und Erkenntnisse notwendig. Die Transfettsäuren-Aufnahme mit der Nahrung wurde in den letzten 15 Jahren erheblich reduziert und hat auf dem jetzigen Niveau keine gesundheitliche Bedeutung für die Bevölkerung. Lediglich bei Bevölkerungsgruppen mit spezifischem Ernährungsverhalten (hoher Anteil hoch verarbeiteter Erzeugnisse) sollte ihr Beachtung geschenkt werden.* [32]

3.1.6 Bemerkungen zur Einteilung in soge-nannte *gute* und *böse* Fette

Die Einteilung von Fetten in *Gut* und *Böse* ist nach den heutigen Erkenntnissen nicht mit gesättigten, einfach ungesättigten und mehrfach ungesättigten Kategorien der Fettsäuren zu erklären. Die meisten *guten* Fette sind tierischen Ursprungs, weil Tiere so wie Menschen Fette als Speicherform für Energie nutzen und dabei automatisch eine Variante speichern, die gut verträglich ist, nämlich Fette mit gesättigten Fettsäuren.

Pflanzliche Fette sind oft schädlich für den Menschen. Sie sind wegen des hohen Anteils an mehrfach ungesättigten Fettsäuren chemisch instabil und reagieren gerne im Körper zu unkontrollierten und oft zu problematischen Produkten, den Transfetten.

Der P-S-Quotient gibt uns eine annähernde Auskunft über die Möglichkeit der Transfettbildung. Er wird ermittelt aus dem Verhältnis zwischen mehrfach ungesättigten und gesättigten Fettsäuren. Dabei steht *P* für mehrfach ungesättigte (polyunsaturated) und *S* für gesättigte (saturated) Fettsäuren. [8, 11, 13, 37]

Übersicht über die P-S-Quotienten einiger Öle und Fette

Diese Quotienten wurden aus den Werten der Quellen [11], [15] und [37] über die Zusammensetzung von Fetten berechnet.

1	Kokosöl	0,02
2	Butter	0,04
3	Palmöl	0,17
4	Schmalz	0,26
5	Makrelenöl	0,69
6	Olivenöl	0,77
7	Kürbiskernöl	2,66
8	Maiskernöl	3,76
9	Sojaöl	4,34
10	Rapsöl	4,60
11	Weizenkeimöl	4,71
12	Sonnenblumenöl	5,30
13	Hanföl	6,70
14	Distelöl	8,66
15	Robben- u. Fischöl	22,50

Diese Übersicht lässt sich folgendermaßen interpretieren:

Mit steigendem P-S-Quotienten nehmen die mehrfach ungesättigten Fettsäuren zu. Sie erhöhen die
Möglichkeit der Bildung von Transfetten. Die gesättigten Fettsäuren können keine Transfette bilden.
[13, 14, 15]

Für die Nahrungsmittelindustrie, die bestrebt ist,
aus Ölen Streichfette herzustellen, bedeutet dies
eine Veränderung der P-S-Quotienten. Die Bildung
von Transfetten zu minimieren funktioniert nur
durch eine Senkung der mehrfach ungesättigten
Fettsäuren oder durch eine Erhöhung der gesättigten Fettsäuren.

Anhand des P-S-Quotienten lassen sich drei unterschiedliche Bevölkerungsgruppen erkennen:

1. Menschen aus dem Süden (aus tropischen
Wäldern), die sich seit Jahrtausenden von Kokosöl
als Grundnahrungsmittel ernähren (P-S-Quotient
0,02). Kokosöl ist gesund, leicht verträglich, liefert
Energie für Körper und Geist, lässt den HDL-
Spiegel steigen und bekämpft schädliche Bakterien, Pilze und sogar Viren.

2. Menschen aus dem Norden (Eskimos), die sich
vorwiegend von Robbenfleisch und Fisch ernähren
(P-S-Quotient 22,5).

Beide Bevölkerungsgruppen (1 und 2) blieben bisher gesund und leistungsfähig, ohne sich über Diabetes, Cholesterin, Herzinfarkte oder Schlaganfälle Gedanken machen zu müssen. Die Behauptung, dass die Zusammensetzung der verschiedenen Fettsäurearten (gesättigte und mehrfach ungesättigte) an diesem Sachverhalt ursächlich beteiligt ist, lässt sich hiermit **nicht** belegen.

3. Menschen aus Mitteleuropa nehmen mit ihrer mitteleuropäischen Kost Nahrungsmittel mit einem P-S-Quotienten von ca. 0,2 bis 0,5 auf.

Die Ursachen für das häufige Auftreten von Zivilisationskrankheiten wie Arteriosklerose, Herz-Kreislauf-Erkrankungen, Bluthochdruck und Krebs in diesem Lebensraum entstehen u. a. durch falsche Ernährung. Sie haben jedoch erheblich andere Ursachen als die Stoffwechselstörungen, verursacht durch Fette unterschiedlicher Strukturen. Am Gesamtstoffwechsel der Menschen sind nicht nur Fette, sondern auch Kohlenhydrate, Eiweiße und die örtlichen Lebensbedingungen beteiligt. Im Citratzyklus beeinflussen sich die verschiedenen Stoffwechselvorgänge gegenseitig.

3.2 Ergebnisse des Selbstversuchs mit Kokosöl

3.2.1 Bemerkungen zur Parkinsonkrankheit

Die Parkinsonkrankheit, auch als *Morbus-Parkinson* bezeichnet, wird hervorgerufen durch den Untergang von Nervenzellen im Gehirn. Diesen Bereich im Gehirn nennt man *Substanzia nigra* (schwarze Substanz). Er enthält Zellen, die den Botenstoff Dopamin herstellen. Kommt es zu einer verminderten Produktion von Dopamin, so kann es zur Parkinsonkrankheit kommen. In Deutschland leiden ca. 300.000 Menschen an dieser heute noch unheilbaren Krankheit. Die Ursache des Morbus Parkinson ist nach wie vor nicht bekannt. Aus diesem Grund bezeichnet man diese Form unter anderem auch als *idiopathisch,* das bedeutet *ohne fassbare Ursache.* Im Gegensatz dazu gibt es bei 10 – 20 % der Betroffenen das sekundäre oder symptomatische Parkinson-Syndrom, als Folge einer anderen Erkrankung.

Der britische Arzt James Parkinson hat die später nach ihm benannte Erkrankung 1817 erstmals als *Schüttellähmung* beschrieben. Zurzeit wird in Deutschland diese Krankheit. mit folgenden Synonymen bezeichnet:

- Morbus Parkinson
- Parkinsonkrankheit
- Primäres Parkinson Syndrom
- Idiopathisches Parkinson Syndrom

Fast die Hälfte der Betroffenen erkrankt zwischen dem 50. und 60. Lebensjahr, etwa 10 % bereits bevor sie 40 Jahre alt wurden. Oft wird die Krankheit erst erkannt, wenn sie schon weit fortgeschritten ist. Aus bisher ungeklärten Gründen sterben bei den Betroffenen Nervenzellen ab. Da die Krankheit bei jedem Patienten anders verläuft, stehen die Mediziner vor der Herausforderung, für jeden eine *maßgeschneiderte* Therapie zu entwerfen. Kommt es zu einer verminderten Produktion von Dopamin, können folgende Hauptsymptome auftreten:

Bradykinese (verlangsamte Bewegung)
Typische Beispiele sind die Verkleinerung des Schriftbildes, verlangsamtes Sprechen, kleinschrittiges Gehen sowie die Verminderung des Ausdruckes in Mimik und Gestik.

Tremor (Zittern**)**
Das Zittern ist bei vielen Patienten das erste Anzeichen der Parkinsonerkrankung, kann aber auch bei bis zu 30 % der Betroffenen gänzlich fehlen. Typisch für die Parkinsonkrankheit ist im Gegensatz zu anderen Formen von Tremor, dass das Zittern vorwiegend im Ruhezustand der Gliedmaßen (Hand, Arm oder Bein) zu beobachten ist. Der Tremor tritt weniger beim Halten von Gegenständen oder der Ausführung von Bewegungen auf.

Rigor (Muskelsteifheit)

Dieses Symptom äußert sich in einer Steifheit der betroffenen Körperregionen. Der Rigor wird deutlich, wenn der betroffene Arm oder das betroffene Bein durch einen Untersucher bewegt wird.

Begleitsymptome sind vermindertes Geruchsempfinden, Antriebslosigkeit, Motivationsmangel, Depressivität und Rückenschmerzen.

Der Begriff *Parkinsonsyndrom* bedeutet nur, dass der Patient typische Symptome für die Parkinsonerkrankung zeigt, ohne dass damit etwas über die Ursache dieser Symptome ausgesagt wird. Diese Unterscheidung ist jedoch notwendig, da ein gutes Ansprechen von Medikamenten nur bei der Parkinsonerkrankung erfolgt.

Es ist erforderlich, dieses Parkinsonsyndrom nach der Krankheitsursache zu unterteilen.

1. in das *primäre* oder idiopathische Syndrom. Die Ursachen sind unbekannt .Dieses Syndrom gehört zum Morbus Parkinson.
2. in das *sekundäre* oder symptomatische Syndrom. Die Ursache beruht auf einer Vorerkrankung und somit nicht direkt auf Dopaminmangel.

Die Parkinsonkrankheit ist eine neurodegenerative, unheilbare Krankheit. Es besteht zurzeit jedoch durch die Behandlung der Symptome die Möglichkeit, das Fortschreiten dieser Krankheit zu verzögern.

Der Abbau von Nervenzellen in verschiedenen Gehirnregionen hat große Ähnlichkeit mit den Symptomen der Parkinsonkrankheit. [38]

Bei allen Schädigungen der Gehirnleistung könnte es sich um eine Energieunterversorgung der entsprechenden Zellen handeln. Durch die Energieunterversorgung sterben die Gehirnzellen ab und zeigen demnach die entsprechenden Symptome.

Sollte die Energieversorgung der Nervenzellen mit Glukose geschädigt sein, sind unsere Nervenzellen in der Lage, eine alternative Energiequelle zu nutzen, die sogenannten *Ketone* (siehe 3.1.3). Ketone können auch aus der Nahrung bestimmter Fettsäuren im Körper gebildet werden, z. B. aus mittelkettigen Fettsäuren. Sie sind zu über 50 % Bestandteil von Kokosöl.

Der Einfluss von Kokosöl als Energiequelle für die geschädigten Nervenzellen wäre also eine mögliche Form der Therapie und rechtfertigt eine experimentelle Überprüfung durch meinen Selbstversuch mit Kokosöl.

Bemerkungen zum Selbstversuch

Seit dem 01.11.2014 nehme ich täglich ca. 60 g (492 kcal) natives Kokosöl mit der Nahrung auf:

- morgens 2 EL = 24 g als Streichfett = 197 kcal
- mittags 1 EL = 12 g als Bratfett oder im Essen = 98 kcal
- abends 2 EL = 24 g als Streichfett = 197 kcal

Abweichungen werden durch das Trinken von Kokosmilch ausgeglichen.

Es gibt keine gesicherten Daten über die Menge an Kokosöl, die man täglich essen sollte. Die Wissenschaftler empfehlen, sich nach der Laurinsäure-Konzentration in der Muttermilch zu richten, um die gleiche positive Wirkung zur Bekämpfung von Krankheiten bei Erwachsenen wie bei Säuglingen zu erzielen.

Durch Umrechnung kommt man auf einen Tagesbedarf für einen Erwachsenen von ca. 25 g Laurinsäure bzw. 50 g Kokosöl. Bei meinem Selbstversuch werden täglich 60 g Kokosöl aufgenommen.

Eine Obergrenze für den Konsum von Kokosöl ist nicht bekannt.

Die Messdaten wie Körpergewicht und Blutdruck wurden objektiv ermittelt. Die Messdaten zu Tremor, Bradykinese, Rückenschmerzen und zum empfundenen Wohlbefinden wurden subjektiv ermittelt und täglich schriftlich festgehalten. Die wöchentlich ermittelten Durchschnittswerte (gerundet auf 0,5) wurden tabellarisch dargestellt. Die Bewertung erfolgte durch Noten von 1 – 5. Obwohl in medizinischen Veröffentlichungen die Wertung häufig in 10 Einheiten unterteilt wird, soll hier im Interesse der älteren Patienten die Benotung von 0 – 5 beibehalten werden.

Bei der Wertung der Parkinson Symptome *Tremor*, *Bradykinese* und *Rückenschmerzen* bedeuten die Noten:

0 = keine Symptome vorhanden

1 = Symptome treten schwach und selten auf

2 = Symptome treten schwach und mehrmals auf

3 = Symptome treten stark und mehrmals auf

4 = Symptome treten sehr stark und mehrmals auf

5 = Symptome überschreiten die Grenze der Lebensqualität

Auf die Bewertung des *Rigor* wurde verzichtet, da er durch eine Begleitperson ermittelt werden müsste und der Aufwand hierfür nicht gerechtfertigt erschien. Die Bewertung des Wohlbefindens erfolgt ebenfalls in den Noten von 1 – 5.

3.2.2 Messdaten des Selbstversuches

Verlauf der Parkinsonkrankheit ab 01.11.2014

Woche	Gewicht	Blutdruck	Tremor	Bradykinese	Rücken	Wohlbefinden
00 01.11.14	90	143/82	4	4	4	4,5
01 08.11.14	90	140/ 87	4	4	4	4,5
02 15.11.14	90	150 / 88	4	4	4	4
03 22.11.14	91	138 / 80	3,5	4	4	4
04 29.11.14	93	148 / 80	3,5	3,5	3,5	3
05 06.12.14	94	150 /90	3,5	4	4	3
06 13.12.14	94	145 / 85	3,5	3,5	3,5	2,5
07 20.12.14	94	150 /90	3	3,5	3,5	2,5
08 27.12.14	94	135 / 78	3	4	3	2,5
09 03.01.15	94	146 / 81	2,5	3,5	3	2
10 10.01.15	94	129/78	2	3,5	3	2
11 17.01.15	93	141/83	2	3,5	3	2
12 24.01.15	93	138/82	2	3,5	3	2
13 31.01.15	93	152/86	2,5	3,5	3	2
14 07.02.15	93	148/86	2,5	3,5	2,5	2
15 14.02.15	93	137/78	3	3,5	3	2
16 21.02.15	93	136/72	2,5	3,5	2,5	2
17 28.02.15	93	136/71	2,5	3,5	3	2
18 07.03.15	93	141/76	2,5	3,5	2	2
19 14.03.15	93	139/78	2,5	3,5	2,5	2
20 21.03.15	94	135/77	3,0	3,5	2,5	2
21 28.03.15	94	133/72	2,5	3,0	2,5	2
22 04.04.15	95	140/82	3,0	3,0	3,0	2
23 11.04.15	95	148/81	2,5	3.0	3,0	2
24 18.04.15	94	140/79	2,5	3,0	2,5	2
25 25.04.15	94	138/73	2,5	3,0	2,5	2
Differenz	+4 kg	Mittelwert 141/81	-1,5	-1,0	-1,5	-2,5

3.2.3 Auswertung der Messdaten

1. Zum Gewicht.

In den letzten zehn Jahren lag mein durchschnittli-
ches Körpergewicht bei 88 kg. In den ersten fünf
Wochen seit der Einnahme von Kokosöl stieg es

auf 94 kg und blieb bis zur 25. Woche konstant bei 94 kg. Diese Gewichtszunahme lässt sich mit der zusätzlichen täglichen Energieaufnahme von 492 kcal durch Kokosöl erklären (siehe Punkt 5.1).

Mein Körpergewicht von 94 kg, das Alter von 74 Jahren und die Körpergröße von 176 cm ergeben einen BMI von 30,3. Dieser Wert bedeutet Überge-wicht (80 – 94 kg).

Das Normalgewicht liegt bei 62 – 72 kg. Dieses Ziel zu erreichen ist für mich unrealistisch. Mein Ziel ist es, die 90-Kilo-Grenze nicht zu überschreiten.

2. Zum Blutdruck

Hier werden die Durchschnittswerte für die Systole und die Diastole ermittelt. Der in den letzten 25 Wochen ermittelte Durchschnittswert beträgt 141/81.

Die Beurteilung dieses Wertes ist mit folgender Übersicht möglich:

Blutdruck	systolisch	diastolisch
Niedrig	< 106	< 65
Optimal	< 120	< 80
Normal	< 130	< 85
Hochnormal	130 – 139	85 – 89
Hypertonie Grad 1	140 – 159	90 – 99
Hypertonie Grad 2	160 – 179	100 – 109
Hypertonie Grad 3	> 179	> 109

Der systolische Durchschnittswert von 141 liegt am Anfang einer Hypertonie. Der diastolische Wert von 81 dagegen befindet sich im Normalbereich. Die beiden Werte sind im Zusammenhang zu sehen, die Differenz ergibt die Blutdruckamplitude. Je niedriger die Differenz ist, umso geringer ist die Dehnbarkeit der Gefäße. Liegt die Blutdruckamplitude bei Frauen bei ca. 50 und bei Männern bei ca. 60 mm Hg, so steigt die Gefahr einer Folgeerkrankung. In meinem Fall beträgt die Blutdruckamplitude 60 (141 − 81 = 60). Sie befindet sich am Anfang des Grenzbereiches.

In der Praxis sprechen Ärzte vom Bluthochdruck (Hypertonie), wenn der Blutdruck regelmäßig Werte von 140 zu 90 übersteigt. Es liegt also noch keine Hypertonie vor.

Die Weltgesundheitsorganisation (*WHO*) hat aufgrund der Auswertung von Studien die Werte für die Hypertonie angehoben und auf 160/95 festgelegt. [35]

3. Zum Tremor

Der Tremor hat abgenommen. Er hat sich um 1,5 Noten verbessert. Die Intensität ist am Vormittag geringer als am Nachmittag. Am Abend ist die Intensität am stärksten.

Durch die Anwendung einiger Grundzüge des autogenen Trainings gelingt es mir, besonders in der Einschlafphase, die Intensität zu reduzieren.

4. Zur Bradykinese

Die Bewertungsnote hat sich um 1,0 Einheiten verbessert, obwohl sich kaum signifikante Veränderungen zeigen. Verbesserungen der Mimik und Gestik wurden von Verwandten und Bekannten wahrgenommen und als positiv bewertet. Mit einer starken Verbesserung dieser Symptome ist nicht zu rechnen. Das Ziel ist der Erhalt des aktuellen Zustandes ohne eine Verschlechterung.

5. Zu den Rückenschmerzen

Die Bewertungsnote hat sich um 1,5 Einheiten verbessert. Es treten erhebliche Tagesschwankungen auf. Die Schmerzen sind am Vormittag stärker als am Nachmittag. Rückenschmerzen treten nicht gemeinsam mit dem Tremor auf.

6. Zum Wohlbefinden

Die Bezeichnung *Wohlbefinden* soll die psychische Verfassung mit einschließen.

Die Bewertungsnote hat sich um 2,5 Einheiten verbessert. An diesem Erfolg hat nicht nur die Einnahme von Kokosöl ihren Anteil, sondern auch das Schreiben an dieser Arbeit als Arbeitstherapie. Welchen Anteil an diesem schönen Erfolg das Kokosöl, die Aktivierung der Selbstheilkräfte oder entsprechende Placebo-Effekte haben, ist nicht nachzuweisen. Was zählt ist das ausgezeichnete Ergebnis.

7. Zur Einbeziehung der Messdaten der Laboratoriumsmedizin in die Auswertung

Um die Auswertung der Messdaten zur vorliegenden Fettstoffwechsellage besser interpretieren zu können, wurden im Bereich der Laboratoriumsdiagnostik folgende Parameter bestimmt:

Die Triglyzeride (TG)

Triglyzeride sind als Energiespeicher für den Körper unverzichtbar. Erhöhte Werte können allerdings ein Risiko für Arteriosklerose anzeigen. Der Arzt lässt den Laborwert (TG) bestimmen, um dieses Herz-Kreislauf-Risiko besser einschätzen zu können. [34] Meine TG-Werte lagen in den letzten zehn Jahren bei einem Durchschnittswert von 3,33 mmol/l (Referenzbereich: 0,5-1.71mmol/l). Seit der Einnahme von Kokosöl hat sich dieser Wert innerhalb von zehn Wochen auf 1,71 mmol/l reduziert. Nach 25 Wochen betrug der Laborwert 2,60 mmol/l. Hieraus lässt sich erkennen, dass vermutlich der Einfluss von Kokosöl zur Senkung der Triglyzerinwerte führte, die aber immer noch erhöht sind.

Die Cholesterinwerte

Meine Laborwerte für Gesamtcholesterin (G-Chol.) lagen in den letzten zehn Jahren bei einem Durchschnittswert von 4,8 mmol/l. Seit der Einnahme von Kokosöl stieg dieser Wert auf 5,63 mmol/l (Referenzwert beim Hausarzt < 5,1 mmol/l und laut Journal für Labormedizin bei < 6,2 mmol/l).[33]

Mein HDL-Wert liegt seit der Einnahme von Kokos-öl bei 1,14 mmol/l (Referenzwert > 1,05).

Mein LDL-Wert liegt seit der Einnahme von Kokosöl bei 3,89 mmol/l. Die Zielwerte von LDL sind:

< 2,59 für Diabetiker

< 3,36 für Patienten mit 2 kardiovaskulären Risiko-faktoren

< 4,14 für Patienten mit max. 1 kardiovaskulären Risikofaktor

Der Quotient aus LDL/HDL wird *als Arteriosklerose-Risiko-Index* bezeichnet. Die Bewertung erfolgt bei Quotienten < 2 als geringes Risiko und bei Quotien-ten > 4 als hohes Risiko.

Mein Quotient liegt seit der Einnahme von Kokosöl bei 3,07. Mein Quotient aus G-Chol./HDL liegt seit der Einnahme von Kokosöl bei 4,94. Der Referenz-bereich beträgt 0,00 – 5,00.

Überblick

Labor-wert	1. Woche	2. Woche	3. Woche	Referenz
TG	3,33*	1,71*	2,6*	0,5 – 1,71*
G- Chol.	4,8*	5,62*	5,63*	< 5,10*
HDL	-	1,05*	1,14*	>1,00*
LDL	-	3,89*	3,50*	<4,14*
LDL/HDL	-	3,70	3,07	2,5 – 4,0
G-Chol./HDL	-	5,35	4,94	0,0 – 5,00

* mmol / l

Aus diesen Laborwerten lässt sich die Schlussfolgerung ziehen, dass eine Stoffwechselstörung vorliegt. Stoffwechselstörungen lassen sich unterteilen in primäre und sekundäre Stoffwechselstörungen. Generell lässt sich sagen, dass primäre Stoffwechselstörungen genetisch bedingt sind und eine Cholesterinerhöhung bewirken, während sekundäre Stoffwechselstörungen meist zu Triglyceriderhöhungen führen.

Da meine Cholesterinwerte (G-Chol.) seit über zehn Jahren im Normbereich lagen und erst in den letzten 25 Wochen durch das Absetzen des Medikamentes *Simvastatin* leicht anstiegen, aber die TG-Werte schon immer stark erhöht waren, spricht dieses für eine sekundäre Stoffwechselstörung.

Hinweis:

Eine weitere Ärztliche Kontrolle ist erforderlich. Die hier zur Laboratoriumsmedizin abgegebenen Aussagen haben nur allgemeinen Charakter und dürfen nicht zur Selbstdiagnose verwendet werden.

4 Zusammenfassung – Teil I

Ziel der Arbeit ist es, einen Beitrag zum Umgang bzw. zur Bewertung von Veröffentlichungen, die fasst an Wunder grenzen, zu geben.

Aus dem hier behandelten konkreten Fall kann man folgende Ratschläge ableiten:

- Veröffentlichungen dieser Art sollte man mit Respekt und Ernsthaftigkeit gegen-übertreten. Es sind jedoch gewisse Zweifel und Bedenken zulässig.

- Es ist erforderlich, wenn entsprechendes Wissen fehlt, es sich unbedingt anzueignen. Erst danach ist eine Plausibilitätskontrolle möglich.

- Besteht zwischen dem Sachverhältnis (hier der Einnahme von Kokosöl) und der sich daraus ergebenen Verbesserung des Gesundheitszustandes eine Kausalität, so sind entsprechende Recherchen erforderlich.

Im vorliegenden Fall haben die Recherchen einen möglichen Zusammenhang zwischen Kokosöl und dem Einfluss auf die Symptome der Parkinsonkrankheit ergeben. Durch einen Selbstversuch mit Kokosöl wurde dieses bestätigt.

Bei der Einnahme von Kokosöl handelt es sich um ein Nahrungsmittel und nicht um ein Arzneimittel. Versuche mit Medikamenten sind nur unter ärztli-

cher Kontrolle erlaubt und können durchaus gefährlich sein.

Als Fazit der Arbeit hat sich die Widersprüchlichkeit
der einzelnen Quellen ergeben. So werden z. B.
Aussagen zur Beeinträchtigung des Gesundheitszustandes gemacht, obwohl man den Einfluss auf
ein erhöhtes Gesundheitsrisiko meint.
Die Einteilung von Fetten in *Gut* und *Böse* ist nach
den heutigen Erkenntnissen nicht mit den Kategorien *gesättigte, einfach ungesättigte* und *mehrfach
ungesättigte* der Fettsäuren zu erklären
Die Einteilung in *gutes HDL* und *böses LDL* ist
nach dem heutigen Erkenntnisstand zu bestätigen,
aber vermutlich anders zu bezeichnen. Ob das
HDL-Cholesterin weiterhin als *gutes Cholesterin*
bezeichnet werden kann, wird gegenwertig unter
Experten diskutiert, denn hohe HDL-Werte gehen
laut aktuellen Studien nicht automatisch mit einem
niedrigeren kardiovaskulären Risiko einher. Vielmehr zeigen neuere Untersuchungen, dass Menschen mit genetisch bedingten hohen HDL-Werten
auch Herz-Kreislauf-Krankheiten erleiden können.
Ein niedriger HDL-Wert wird jedoch weiterhin mit
einem erhöhten kardiovaskulären Risiko verbunden. [32]
Nicht plausibel ist die unterschiedliche Meinung
gegenüber dem Gesundheitsrisiko durch Transfette. Hierzu gibt es keine einheitliche Auffassung und

Gesetzgebung in Europa. Die Schweiz hat weltweit als zweites Land nach Dänemark einen gesetzlichen Grenzwert eingeführt.

5 Hinweise zur Ernährung

Unsere Zellen, Organe, Knochen und Sehnen werden nur durch geeignete Nahrung optimal aufgebaut und versorgt. Nur wenn alle Zellen gesund sind, ist der Körper gesund, widerstandsfähig und belastbar.

Zivilisationskrankheiten wie Allergien, Alzheimer, Parkinson, Bluthochdruck, Diabetes, Eisenmangel, Herz-Kreislauf-Erkrankungen, Krebs, Osteoporose und Übergewicht entstehen im Wesentlichen durch falsche Ernährung. Die gut gemeinten Ratschläge in den letzten 100 Jahren berufen sich auf Auszüge einzelner Studien und erdachte Annahmen ohne wissenschaftliche Beweise. Leider haben Pharmaunternehmen, Food-Designer und Medien wenig Interesse an einer evidenten Aufklärung, denn ein gesunder Mensch bringt keinen Umsatz.

Bei der Zusammenstellung einer ausgewogenen Ernährung sollten folgende Hinweise beachtet werden.

Die Ernährung sollte:

- **energiebilanziert und kalorienbegrenzt sein**
  Die Kalorienmenge sollte in Abhängigkeit vom Alter und der körperlichen Aktivität zwischen 2.000 Kalorien pro Tag bei körperlich inaktiven und 2.800 Kalorien bei körperlich

aktiven Männern betragen. Bei Frauen werden Kalorienmengen zwischen 1.600 und
2.200 Kalorien pro Tag empfohlen. Die
Energiemenge von Kokosöl ist bei dieser
Kalkulation zu berücksichtigen.

- **ausreichend Nährstoffe enthalten**
Zu diesen Nährstoffen zählen Kalzium, Vitamin D und Vitamin B 12.

- **einen niedrigen Anteil an Transfettsäu-
ren und Zucker enthalten**
Bei der Aufnahme von Kokosöl wird diese
Forderung erfüllt.

- **natriumarm sein**
Der Natriumgehalt der Nahrung hat wesentlich Auswirkungen auf den Elektrolythaus-
halt des Körpers. Natrium ist ein Elektrolyt,
welches in Kochsalz enthalten ist. Hohe
Mengen an Natrium führen zu einem Anstieg des Blutdrucks. Parkinson-
Medikamente bewirken häufig einen Abfall
des Blutdrucks. Eine regelmäßige Kontrolle
des Blutdrucks wäre ratsam.

- **ballaststoffreich sein**
Mit zunehmendem Alter verlangsamen sich
viele Funktionen des Körpers, im besonderen Maße auch die Verdauungsneigung. Es
kann häufig zu Verstopfungen kommen. Um
dieser Verstopfungsneigung entgegenzu-
wirken, ist eine ballaststoffreiche Ernährung

zu empfehlen. Das trifft besonders für faserreiche pflanzliche Nahrungsmittel zu. Dazu gehören Gemüse, Obst, Getreide, hier vor allem Vollkornprodukte, die auch die faserreiche Hülle des Getreides beinhalten. [36]

Da Kokosöl sehr gut zum Braten, Kochen und Backen geeignet ist, sollte man anstreben, bei bereits vorhandenen Rezepten mit anderen Fetten und Ölen, diese durch Kokosöl zu ersetzen. Zu empfehlen ist eine tägliche Nahrungsaufnahme von 50 g Kokosöl. Statt Kokosöl kann auch Kokosmilch verwendet werden, um zum Beispiel Zwiebeln, Gemüse oder klein geschnittenes Fleisch zu garen. **Kokosmilch** wird aus dem Fruchtfleisch der reifen Kokosnuss durch Pürieren gewonnen. Es ist fettreich und hat eine schmierige Konsistenz.

Kokoswasser dagegen kann ebenfalls unterstützend wirken. Es wird aus dem Inneren der unreifen, grünen Kokosnuss gewonnen. Es lässt sich daraus eine große Anzahl verschiedener Getränke herstellen.

Eine besondere Rolle unter den Kokosprodukten nimmt der Kokosblütenzucker ein.

Kokosblütenzucker wird aus dem Nektar der Kokospalme gewonnen und sollte statt Industriezucker als Süßungsmittel für die eigene Ernährung verwendet werden. Er hat ein besonderes Aroma, das leicht nach Karamell schmeckt. Kokosblütenzucker ist wegen seines niedrigen glykämischen Wertes ein begehrtes Lebensmittel. Der glykämischen Wert eines Lebensmittels sagt aus, wie stark der Blutzuckerspiegel ansteigen kann. Lebensmittel mit niedrigem glykämischen Wert zeigen einen langsamen und gleichmäßigen Anstieg des Blutzuckerspiegels. Sie sind besonders geeignet für Patienten mit Diabetes Typ 2 und können zur Gewichtsabnahme und zur Reduzierung des Hungergefühls beitragen.

Lebensmittel mit einem hohen glykämischen Wert verursachen einen sprunghaften Anstieg des Blutzuckerspiegels in kurzer Zeit. Hierbei laufen die BETA-Zellen der Bauchspeicheldrüse auf Hochtouren, um ausreichend Insulin zu erzeugen. Das Insulin wird benötigt, um die Glukose aus dem Blut in die Zellen zu überführen und Energie zu gewinnen. Diese Lebensmittel können zur Gewichtszunahme und zur Steigerung des Hungergefühls führen.

Die folgenden Rezepte sind als Anregung gedacht, wie man Kokosöl und Kokosmilch in der Küche einsetzen kann.

Rezept Nr. 1

Fleisch oder Meeresfrüchte mit Reis oder WOK-Nudeln in Kokosmilch

Zutaten für 2 Portionen:

500 g Fleisch o. Meeresfrüchte

200 g Reis oder WOK-Nudeln

400 ml Kokosmilch

150 ml Wasser

Etwas Kokosöl

½ Dose Kichererbsen

2 Paprikaschoten

2 Knoblauchzehen

½ TL Thymian

Salz und Pfeffer

1 Zwiebel

Zubereitung:

Fleisch oder Meeresfrüchte mit Kokosöl im WOK anbraten und würzen. Gemüse, Zwiebeln und zerdrückten Knoblauch anschwitzen. Kokosmilch, Wasser und Nudeln hinzugeben und 15 Minuten köcheln lassen. Mit Thymian, Salz und Pfeffer abschmecken.

Rezept Nr. 2 Kokos – Curry – Huhn

Zutaten für 2 Portionen:

1 EL Kokosöl

500 g Hühnerbrust

1 EL Currypastete

1 Frühlingszwiebel

2 Knoblauchzehen

1 Stück Ingwer

1 kleiner Zucchino

1 rote Paprika

1 Dose Ananas

1 Dose Kokosmilch

1 Hand Cashewnüsse

1 EL Kokosflocken

Zubereitung:

Das Öl in einem Wok auf hoher Stufe erhitzen. Die Hühnerbrust scharf anbraten, ständig umrühren und nach einer Minute die Hitze um 1/3 reduzieren. Alle Zutaten hinzugeben und 3 – 4 Min. braten und dabei ständig umrühren. Als Beilage wird Reis empfohlen.

Rezept Nr. 3
Fischcurry mit Champignons
Zutaten für 2 Portionen
2 Schalotten
250 g braune Champignons
1 rote Paprika
2 Knoblauchzehen
500 g Fischfilet
2 EL Kokosöl
2 TL Curry
2 EL Kokosmehl
400 ml Kokosmilch
3 EL Zitronensaft
Salz
frische Petersilie

Zubereitung:
Knoblauch und Schalotten schälen und fein ha-
cken. Paprika und Pilze säubern und zerkleinern
und im WOK anbraten. Kokosmilch und Curry hinzugeben, die Fischstücke hinzugeben und 10 – 15
Minuten köcheln lassen. Mit Zitronensaft, Salz und
Pfeffer abschmecken.

Rezept Nr. 4

Seelachsfilet in Kokoskruste

Zutaten für 2 Portionen

1 Zwiebel

1 Knoblauchzehe

2 EL Zitronensaft

2 EL Sojasoße

2-4 kleine Chilischoten

500 g Seelachsfilet

1 Ei

100 g Kokosraspeln

3 EL Kokosöl

Salz

Pfeffer

Petersilie

Zubereitung:

Zwiebeln und Knoblauch schälen und zerkleinern. Zitronensaft, Sojasoße und Chilischoten hinzugeben und gut verrühren. Den Fisch 2 – 3 Stunden in die Marinade legen. Danach mit Ei und Kokosraspeln panieren. 2 – 3 Minuten. in Kokosöl braten und mit Zitronenscheiben und Petersilie anrichten.

Teil II

Das Nahrungsergänzungsmittel COENZYM Q10

Die Wirkung im menschlichen Körper

Inhaltsverzeichnis – Teil II

1. Zielstellung

Aus dem vorangegangenen Teil I über die Einnahme von Kokosöl und der damit verbundenen Veränderungen der Symptome der Parkinsonkrankheit, konnte ich mich durch einen Selbstversuch von der Wirksamkeit überzeugen. Auf Anraten und Empfehlung meiner Apotheke, diese Wirkungen durch die zusätzliche Einnahme des Nahrungs-Ergänzungs-Mittels Q10 zu verstärken, entstand bei mir Interesse für dieses Vorhaben Nach zahlreichen Recherchen über die Zuordnung der Nahrungsergänzungsmittel sowie der entsprechenden chemischen und biologischen Funktionen im Körper, reifte der Entschluss, die Wirkung von täglich 200 mg Q10 für den Zeitraum von 12 Wochen im Selbstversuch zu testen. Hierbei wurden analoge Messdaten wie die im Selbstversuch mit Kokosöl gewonnen und entsprechend ausgewertet. Das Ergebnis der Zielstellung soll die Frage beantworten, ob ein erfassbarer Zusammenhang zwischen der Einnahme von Q10 und der Veränderung der zur Auswertung herangezogenen Parameter besteht. Im FOCUS aller Betrachtungen steht die positive Einflussnahme auf die Symptome der Parkinsonerkrankung, mit dem Ziel, hierdurch einen Beitrag zur Verbesserung der Lebensqualität von Parkinsonpatienten zu leisten.

2 Was sind Enzyme und Coenzyme?

Chemisch gesehen gehören alle bisher bekannten Enzyme zu den Proteinen. Die Stoffe, die von einem Enzym umgesetzt werden, nennt man Substrate. Alle chemischen Umsetzungen im Körper müssen vom Standpunkt der organischen Chemie aus betrachtet werden. Hierzu gehören zum Beispiel

- äußerst milde Bedingungen, ca. 37° C,
- normaler Luftdruck,
- pH-Werte um den Neutralpunkt und ein
- wässriges Milieu.

Für diese Reaktion der geregelten Stoffumsetzung benötigt der Organismus Biokatalysatoren, sogenannte *Enzyme*. Katalysatoren sind Stoffe, die durch ihre Anwesenheit schon in kleinsten Mengen eine chemische Reaktion beschleunigen oder praktisch überhaupt erst ermöglichen. Damit Enzyme ihre Funktion ausüben können, sind die meisten von ihnen jedoch auf einen zusätzlichen Helfer angewiesen, den man als *Coenzym* bezeichnet. Dies ist deshalb erforderlich, weil das Enzym selbst an der chemischen Reaktion nicht teilnimmt, sondern nur die beteiligten Partner in geeigneter Weise zusammenbringt. Das Coenzym wird bei der Reaktion verändert, indem es entweder vom Substrat abgespaltene Elektronen bzw. Atome aufnimmt oder dem Substrat zur Verfügung stellt. Coenzyme sind meist sehr kompliziert aufgebaute Moleküle und im Gegensatz zu den Enzymen keine Proteine. Coenzyme leiten sich häufig von Vitaminen ab. Nimmt der Mensch zu wenige Vitamine auf, so kann er bestimmte Coenzyme nicht mehr herstellen und es drohen Stoffwechselstörungen. Im Verlauf der Enzymreaktion wird das Substrat chemisch verändert, indem entweder neue Bindungen geknüpft oder bestehende Bindungen gespalten werden.

So entstehen ein bzw. mehrere Produkte. Bei den Funktionsarten von Enzym- und Coenzym-Reaktion handelt es sich häufig um zwei Arten von Reaktionen, nämlich die der Oxidationsreaktionen und die der Reduktionsreaktion.

Von einer *Oxidation* spricht man, wenn ein Molekül Elektronen abgibt Meist erfolgt dies über die Abgabe von Wasserstoffatomen (also von jeweils einem Elektron und einem Proton).

Von einer *Reduktion* spricht man, wenn ein Molekül Elektronen aufnimmt. Meist geschieht dies über die Aufnahme von Wasserstoffatomen (also von jeweils einem Elektron und einem Proton).

Oxidation und Reduktion sind untrennbar miteinander verbunden. Wann immer eine Substanz oxidiert wird, muss eine andere reduziert werden.

1957 entdeckte der Biologe Fred L. Ceane das Coenzym in Rinderherz. Seinem Kollegen, dem Biochemiker Karl August Folkers gelang es ein

Jahr später, die chemische Struktur des Coenzyms aufzuklären.

Etwas länger dauerte es allerdings, Erkenntnisse über die Rolle von Q10 im menschlichen Körper zu erlangen. Der britische Wissenschaftler Peter D. Mitchell erhielt 1978 für diese bahnbrechende Entdeckung den Nobelpreis für Chemie. Heute weiß man sehr viel mehr über diese Substanz.

Das Nahrungsergänzungsmittel Ubichinon-10, auch vom engl. Ubiquinon abgeleitet als *UQ* bezeichnet, bzw. auch als *Coenzym Q10* oder nur als *Q10* benannt, ist entsprechend der Nahrungsmittelergänzungsverordnung ein Lebensmittel. [23,24.]

Diese Lebensmittel sind dazu bestimmt:

1. die allgemeine Ernährung zu ergänzen,

2. ein Konzentrat von Nährstoffen oder sonstigen Stoffen mit ernährungsspezifischer oder physio-logischer Wirkung darzustellen und

3. in dosierter Form, insbesondere in Form von Kapseln, Tabletten, Pillen und ähnlichen Behältnissen in abgemessenen kleinen Mengen in den Verkehr zu bringen.

Da die Nahrungsergänzungsmittel in Deutschland zu den Lebensmitteln gehören, fallen sie unter die Reglungen des Lebensmittel- und Futtergesetzbuches. Werbeaussagen und Werbeversprechungen werden durch die EG-Verordnung Nr. 1924/2006 geregelt.

Q10 ist ein gelb-orange kristallines Pulver ohne Geruch und Geschmack. [24,25] Es ist eine körpereigene Substanz. Sie wird zum Teil über die Nahrung aufgenommen, aber im Körper auch selbst produziert. In jeder Körperzelle wird die Energie der Nahrung in körpereigenes ATP umgewandelt. Die Atmungskette in den Mitochondrien der Zelle ermöglicht den stufenweisen Transfer von Elektronen und Protonen auf Sauerstoff, bei gleichzeitiger Gewinnung von ATP. Diese Reaktion wird auch als *kontrollierte Knallgasreaktion* bezeichnet. [26]

Diese Reaktion von $H2 + \frac{1}{2} O2 \rightarrow H2O$ liefert einen Energiebetrag von 239 kJ /mol (57kcal/mol). Durch die Zerlegung der Knallgasreaktion in mehrere Teilschritte wird der Energiebetrag nicht schlagartig, sondern in Teilbeträgen frei. Diese Energie wird über den Stoffwechsel der Kohlenhydrate, Fette und Proteine in die Zellenenergie *ATP* umgewandelt. Hierbei spielt das Coenzym Q10 eine bedeutende Rolle. Es ist an der Gewinnung der Energie von ATP zu 95 % beteiligt. Hat der Körper z. B. nicht genügend Coenzym Q10, kann er auch nicht genügend Energie in Form von ATP bilden.

Der Mensch besitzt im eigenen Körper 0,5 – 2 g Q10. Über die Nahrung nimmt der Mensch etwa 5 – 10 mg Q10 auf. Es findet sich in Fleisch, Fisch, Nüssen, Hülsenfrüchten, Pflanzenölen, Zwiebeln, Kartoffeln, Spinat und Rosenkohl. Allerdings kann übermäßiges Erhitzen beim Kochen das Coenzym zerstören. Da der Körper in der Lage ist Q10 aus der Nahrung aufzunehmen, aber es auch selbst zu produzieren, steht dem Organismus normalerweise eine ausreichende Menge Q10 zur Verfügung. Doch im fortgeschrittenen Alter wird diese Produktion immer geringer. Ab dem 30. bzw. 40. Lebensjahrs empfiehlt sich deshalb eine zusätzliche Einnahme von Q10.

Ein permanenter Mangel kommt selten vor. Man findet ihn gehäuft bei Patienten mit Myopathin. Für einen erwachsenen Menschen beträgt die empfohlene Dosierung von Q10 als Nahrungsergänzung 30 – 200 mg pro Tag. Das Bundesamt für Verbraucherschutz hat verfügt, dass in Deutschland bei Q10, als Nahrungsergänzungsmittel in Kapselform, die Einnahme von einer Kapsel pro Tag nicht überschritten wird. Schwangere, Stillende, Kinder und Jugendliche werden vor dem Verzehr gewarnt. Zu den dokumentierten Nebenwirkungen von Q10 gehören Übelkeit, Schmerzen im Oberbauch, Hautausschlag, Schwindel, Lichtempfindlichkeit, Reizbarkeit, Müdigkeit, Kopfschmerzen und Sodbrennen. Q10 erhöht möglicherweise das Risiko von Blutgerinnseln oder Blutungen. [26]

Achtung bei der Einnahme von Cholesterin senkenden Medikamenten (Statine). Sie gefährden den Q10-Gehalt des Körpers. Ein hoher Cholesterinspiegel gilt als Risiko für Herz-Kreislauferkrankungen, die in Deutschland die Todesursache Nummer eins sind. Fast vier Millionen Bundesbürgern werden deshalb zur Senkung ihres Cholesterinspiegels von ihrem Arzt Statine verordnet. Diese Statintabletten können im menschlichen Körper die Produktion von Cholesterin wirkungsvoll hemmen. Leider beeinflussen sie dabei allerdings auch die Synthese des Coenzyms Q10 negativ. Der Zusammenhang zwischen Statinen und Q10 ergibt sich aus dem Mechanismus der Cholesterin-senkung. Eine Verwendung von Statinen führt nicht nur zur Abnahme der Cholesterinwerte, sondern senkt auch die Q10 Konzentration enorm. Ein Q10 Mangel ist aber gerade für Menschen mit hohen Cholesterinwerten besonders gefährlich. Q10 schützt nämlich das LDL-Cholesterin vor einem Angriff aggressiver Sauerstoffteilchen, der so genannten *Oxidation*. Erst oxidiertes LDL ist maßgeblich für die Verkalkung und damit für den Verschluss von Blutgefäßen verantwortlich. Gerade wenn Sie Statine einnehmen ist deshalb die zusätzliche Einnahme von Q10 dringend anzuraten.

3. Recherchen zu verschiedenen medizinischen Studien

3.1 Körperliche Leistungsfähigkeit

Es gibt kaum Hinweise, dass die sportliche Leistungsfähigkeit bei Gesunden durch Q10 verbessert werden kann. Mindestens sieben placebokontrollierte Studien überprüften die Effekte von 100 – 150 mg Q10 täglich für die Dauer von drei bis acht Wochen auf die körperliche Leistung von trainierten und untrainierten Männern. Die meisten Studien fanden keine signifikanten Unterschiede zwischen den Gruppen. Eine Studie zeigte, dass die maximale Kreislaufbelastungskapazität nach acht Wochen mit einer Ergänzung durch Q10 im Vergleich zum Placebo leicht erhöht war. Zwei Studien fanden allerdings erheblich größere Verbesserungen in der anaeroben und aeroben Belastungskapazität durch eine placebokontrollierte Ergänzung mit Q10. Es fehlen zurzeit noch Studien über die körperliche Leistungsfähigkeit bei Frauen. Es gibt aber kaum einen Grund zur Annahme eines geschlechtsspezifischen Unterschiedes. [29]

3.2 Herzinsuffizienz

Eine Beeinträchtigung der Fähigkeit des Herzens, ausreichend Blut zur Versorgung des gesamten Körpers zu befördern, wird als *Herzinsuffizienz* bezeichnet. Weil körperliche Aktivität eine Belastung des geschwächten Herzens erhöht, werden Belastungstests mit körperlicher Aktivität häufig verwendet, um die Schwere der Herzinsuffizienz zu kontrollieren. Mediziner fanden heraus, dass Patienten mit ernster Herzinsuffizienz niedrigere Q10-Blutwerte zeigten. Dieses führte zu einer Reihe weitere klinischer Studien. Einige kleine Interventionsstudien, die eine Ergänzung von 100 – 200 g Q10 täglich in Verbindung mit herkömmlicher medizinischer Therapie bei Herzinsuffizienz untersuchten, zeigten widersprüchliche Ergebnisse.

Obwohl es einige Beweise gibt, dass eine Ergänzung mit Q10 von Nutzen sein kann, sind große, gut entworfene Interventionsstudien erforderlich, um festzustellen, ob diese in Verbindung mit einer herkömmlichen medizinischen Therapie die Behandlung der Herzinsuffizienz verbessern kann. [29]

3.3 Herzinfarkt und Herzchirurgie

Durch einen Herzinfarkt oder während eines herzchirurgischen Eingriffs kann der Herzmuskel des Sauerstoffs beraubt werden (Ischämie).Die folgende erhöhte Erzeugung von freien Sauerstoffradikalen ist die Folge. Eine vorherige Behandlung mit Q10 kann diesen Schaden verringern. Drei von vier placebokontrollierten Studien zeigten, dass eine Behandlungsdauer mit Q10 von 7 – 14 Tagen vor der Operation das unmittelbare Resultat verbessern kann. In einer placebokontrollierte Studie wurden keine Vorteile einer präoperativen Ergänzung mit Q10 gefunden. Dies deutet darauf hin, dass eine präoperative Behandlung mit Q10 mindestens eine Woche vor der Herzchirurgie beginnen muss, um vom Nutzen zu profitieren. [29]

3.4 Angina Pectoris

Eine myokardiale Ischämie kann zu Schmerzen in der Brust führen, welche als *Angina Pectoris* bezeichnet werden. Menschen mit Angina Pectoris zeigen häufig Symptome, wenn der Sauerstoffbedarf die Kapazität der koronare Blutversorgung des Herzmuskels übersteigt, z. B. während sportlicher Aktivitäten.

Fünf kleine placebokontrollierte Studien überprüften die Auswirkungen einer oralen Ergänzung mit Q10 in Höhe von 60 – 600 mg täglich, zusätzlich zur herkömmlichen medizinischen Therapie, bei Patienten mit chronischer stabiler Angina Pectoris. In den meisten Studien stand die Gabe von Q10 mit einer Verbesserung der Belastungstoleranz in Zusammenhang. Zwei der Studien fanden eine signifikante Verringerung in der Häufigkeit der Symptome.

Derzeit gibt es nur eine begrenzte Anzahl an Hinweisen darauf, dass eine Q10 Ergänzung eine nützliche Ergänzung in der Behandlung einer normalen Angina ist.

3.5 Bluthochdruck

Die Ergebnisse kleiner nicht kontrollierter Studien zeigen, dass eine Ergänzung mit Q10 wirksam bei der Behandlung von Bluthochdruck sein könnte. Eine tägliche Ergänzung mit 120 mg Q10 führte innerhalb von acht Wochen zur Abnahme des systolischen Wertes um durchschnittlich 12 mmHg und des diastolischen Wertes um 6 mmHg. Bei Patienten mit lokalisiertem systolischem Bluthochdruck konnte eine gemeinsame Ergänzung von Q10 (120 mg täglich) und Vitamin E (300 IE täglich) für eine Dauer von 12 Wochen eine durchschnittliche Abnahme von 17 mmHg im Vergleich zu einer Behandlung mit nur 300 IE Vitamin E am Tag bewirken.

Bei einer weiteren Studie an der Universität Austin in Texas ergab sich Folgendes: 51 % der Patienten konnten 4 Wochen nach Beginn der Einnahme von täglich 120 mg Q10 die Dosierung ihrer blutdrucksenkenden Medikamente reduzieren oder absetzen. Bei 9,4 % der Patienten wurde eine stark verbesserte diastolische Funktion festgestellt. Nur bei 3 % zeigte die Einnahme von Q10 keinen durchgreifenden Erfolg auf den Blutdruck.

Es sind weitere Forschungen erforderlich, um festzustellen, ob eine Ergänzung mit Q10 einen deutlichen Nutzen bei der Behandlung des Blutdruckes hat. [28,29]

3.6 Endothelium und Blutgefäße

Das *Endothelium* ist die innere Auskleidung der Blutgefäße. Ein gesundes normal funktionierendes Endothelium spielt eine wichtige Rolle in der Prävention kardiovaskulärer Krankheiten.

Die Arteriosklerose steht mit der Gefäßfunktion in engem Zusammenhang. Durch eine verminderte Funktion des Endotheliums wird die Fähigkeit der Blutgefäße sich zu entspannen komprimiert. Dieses trifft bei erhöhtem Cholesterinspiegel zu. Bei Diabetes kommt es zur Verringerung. Eine Studie fand heraus, dass eine Ergänzung mit Q10 (200 mg täglich) für eine Dauer von 12 Wochen die Blutgefäßentspannung verbesserte. Eine weitere Studie mit 25 Männern mit endothelianer Dysfunktion zeigte, dass eine Ergänzung mit Q10 (150 mg) eine erhebliche Verbesserung der endothelianer Funktion, ähnlich wie die Einnahme eines cholesterinsenkenden Medikamentes, bewirkte. Diese Studie war nicht placebokontrolliert.

Eine unzureichende Versorgung mit Q10 scheint einen Einfluss auf die Entwicklung koronarer Herzkrankheiten zu haben. Bei Patienten mit koronarer Herzkrankheiten fanden sich signifikant niedrigere Q10-Werte im Plasmaspiegel. Umgekehrt zeigte sich, dass ein höherer Q10-Plasmaspiegel möglicherweise das Risiko an einer koronaren Herzkrankheit deutlich vermindert.

Es sind weitere Studien erforderlich. [28,29]

3.7 Krebs

Ein Interesse an Q10 als mögliches therapeutisches Mittel bei Krebs wurde durch eine Beobachtungsstudie ausgelöst, die herausfand, dass Menschen mit Lungen-, Pankreas- und Brustkrebs niedrige Blutspiegel an Q10 hatten als Gesunde. Obwohl einige Berichte und Studien vorschlagen diesen Sachverhalt zu überprüfen, gibt es einen Mangel an kontrollierten Studien. [28,29]

3.8 Diabetes mellitus

Diese Krankheit geht mit erhöhtem oxidativen Stress und einem verminderten Energiestoffwechsel einher. Die Blutspiegel an reduziertem Q10 sind in Relation zu den Cholesterinwerten bei zuckerkranken Patienten niedriger als bei Gesunden. Eine Ergänzung mit 100 mg Q10 täglich für eine Dauer von drei Monaten konnte im Vergleich zum Placebo den Blutzuckerspiegel und den Insulinverbrauch beim Diabetes Typ I verbessern. Beim Diabetes Typ II gab es dieses Ergebnis nicht. [28,29]

3.9 Morbus Parkinson

Bei der Parkinsonkrankheit findet eine verminderte Aktivität des Komplex I der mitrochondrialen Elektronentransportkette und ein erhöhter oxidativer Stress in einem Teil des Gehirns der *Substanzia nigra* statt. Q10 ist der Elektronenakzeptor für den

Komplex I und auch ein Antioxidans. In den Blutplättchen von Parkinsonpatienten wurde zu wenig reduziertes Q10 im Verhältnis zu oxidiertem Q10 gefunden. Eine amerikanische Studie fand vor Jahren Hinweise auf eine Verlangsamung der Krankheitsprogression unter einer hoch dosierten Therapie mit Q10. Die Studie wies jedoch deutliche methodische Mängel auf. Die regelmäßige Einnahme von Q10 verbesserte nicht die Symptomatik von Parkinsonpatienten. Zu diesem Ergebnis kommt eine deutsche Forschergruppe. Sie untersuchten die Wirkung von Q10 in einer Studie an 131 Personen mit Morbus Parkinson. Die Probanden erhielten entweder dreimal täglich 100 mg Nanoquinon (entsprechend 1200 mg Q10) oder Placebos. Obwohl der Q10-Blutspiegel anstieg, kam es zu keiner Besserung der Alltagsaktivitäten und der motorischen Fähigkeiten bei den Patienten. Eine sechzehnmonatige placebokontrollierte Studie wertete die Sicherheit und die Wirksamkeit einer täglichen Ergänzung mit 300 mg, 600 mg oder 1200 mg Q10 bei 80 Menschen mit einer Vorgeschichte der Parkinsonkrankheit aus.

Eine Ergänzung mit Q10 wurde in allen Dosen gut vertragen und war im Vergleich zum Placebo mit einer verlangsamten Verschlechterung der Funktion verbunden. Statistisch signifikant war der Unterschied allerdings nur in der Gruppe bedeutend, die 1200 mg täglich einnahm. Vor Kurzem zeigte eine kleine placebokontrollierte Studie, dass eine Einnahme von 360 mg Q10 täglich für eine Dauer von vier Wochen von Vorteil für Parkinson-patienten war.

Obwohl diese vorläufigen Ergebnisse vielverspre-chend sind, müssen sie in größeren klinischen Stu-dien bestätigt werden, bevor der Einsatz von Q10 bei Parkinsonpatienten als Ergänzung empfohlen werden kann. [28,29]

3.10 Morbus Huntington

Morbus Huntington ist eine erbliche neurologische Krankheit, die durch eine selektive Degeneration der Nervenzellen gekennzeichnet wird. Symptome wie Bewegungsstörungen und eine verminderte kognitive Funktion entwickeln sich gewöhnlich zwi-schen dem 40. und 50. Lebensjahr und verschlech-tern sich im Laufe der Zeit. Neben zahlreichen Tierversuchen ist bisher nur eine klinische Studie bekannt, die mit Q10 (600 mg) täglich innerhalb von 30 Tagen mit 347 Patienten durchgeführt wur-de. Obwohl es bei 13 % der Patienten zur Abnah-me der symptomatischen Verschlechterung führte, gibt es zurzeit noch keine ausreichenden Belege für eine allgemeine Empfehlung für eine Q10-Ergänzung. [29]

3.11 Friedreis Ataxie (FRDA)

Friedreis Ataxie ist eine erbliche, autosomal-rezessive neurodegenerative Krankheit, die durch Veränderung eines Gens im mitrochondrialen Bereich verursacht wird. In den Mitochondrien kommt es zur Ansammlung von Eisen, was zu stärkerem oxidativen Stress und der Einschränkung der Atmungskette führt. Klinisch ist die Ataxie eine progressive Krankheit, die durch Ataxie (Bewegungsstörung) von Armen und Beinen sowie Funktionen des zentralen Nervensystems durch Degeneration der sensorischen Nerven gekennzeichnet ist. Eine Pilotstudie zur Ergänzung mit Q10 (200 mg täglich und Vitamin E (2100 IE täglich) zeigten, dass sich der Energiestoffwechsel von Herz- und Skelettmuskulatur nach nur drei Monaten verbessert hatte. Folgestudien nach 47 Monaten zeigten, dass die Verbesserung der Herz- und Skelettmuskulatur bestehen blieben.

Obwohl die Ergebnisse dieser Pilotstudie vielversprechend sind, erfordert es noch großräumigere Untersuchungen, um festzustellen, welchen therapeutischen Nutzen Q10 in Verbindung mit Vitamin E bei Friedreichs Ataxie hat. [29)

4 Bemerkungen zum Selbstversuch

Der Selbstversuch begann am Sonntag, dem 05.07.2015 mit der täglichen Einnahme von 200 mg Q10. Die Einnahme von einer Kapsel mit 100 mg Q10 erfolgte eine Stunde vor dem Frühstück. Die zweite Kapsel mit 100 mg erfolgte eine Stunde nach dem Abendessen. Die Messdaten wurden wöchentlich immer sonntags ermittelt und protokolliert. Hierzu gehörten folgende Parameter: Gewicht, Blutdruck, Puls, Tremor, Bradykinese, Rückenschmerzen, das Wohlempfinden und die Parameter zur Diabetesüberwachung (BZ = Blutzucker und HbA1c). Die Erfassung dieser Daten erfolgte erst im Teil II der Arbeit.

Für die Laufzeit des Selbstversuches waren 12 Wochen vorgesehen (siehe Messprotokoll). Nach 6 Wochen erhöhte ich die tägliche Q10-Konzentration um 100 mg, da bisher keine signifikanten Veränderungen zu erkennen waren. Nebenwirkungen konnte ich ebenfalls nicht feststellen.

Die Parameter HbA1c, die Triglyzeride sowie die Cholesterinwerte werden nur vierteljährlich gemessen.

Messdaten des Selbstversuches mit Q10

Woche	Gewicht	Blutdruck	Puls	Tremor	Bradyk.	Rücken	Wohlb.	BZ
0	94	141/81	53	2,5	3,0	3.0	2	6,7
1	94	142/81	53	2,0	3,0	3,0	2	7,2
2	94	132/85	56	2,5	3,0	3,0	2	6,9
3	93	140/84	67	2,5	3,0	2,5	2	7,3
4	93	135/80	50	2,5	2,5	2,5	2	6,3
5	93	133/76	65	2,5	2,5	2,5	2	7,2
6	92	135/78	58	3,0	3,0	2,5	2	7,2
7	92	140/78	56	2,5	3,0	3,0	2	6,9
8	92	127/70	66	2,5	2,5	2,5	2	6,8
9	93	135/74	54	3,0	3,0	3,0	2	7,2
10	93	128/72	63	2,5	3,0	2,5	2	6,6
11	93	130/75	52	3,0	2,5	3,0	2	7,1
12	93	133/75	53	2,5	2,5	3,0	2	6,8
Mittelwert		134/77	58	2,6	2,8	2,8	2	7,0
Differenz	-1kg	-7 / – 4	+5	+0,1	-0,2	0,2	0	+0,3

Messdaten der Laboratoriums Medizin						G.-Chol.	
Woche	HbA1c	G.Chol.	HDL	LDL	LDL/ HDL	HDL	TG
0	52	6	1,03	4,87	3,53	5,88	2,75
12	52	5,11	0,97	3,42	3,5	5,2	2,78

5 Auswertung des Selbstversuches

Die Auswertung der Messdaten über den Einfluss von Q10 auf den menschlichen Körper erfolgt analog dem des Einflusses von Kokosöl auf den menschlichen Körper. Hierbei stehen insbesondere die Veränderungen der Symptome der Parkinsonkrankheit im Mittelpunkt.

1. Zum Gewicht

Obwohl die Recherchen zeigten, dass man mit Kokosöl und Q10 eine Gewichtsreduktion erreichen könnte, wurden hierzu meinerseits keine Diätmaßnahmen eingeleitet. Die im Tell I gemessenen 94 kg und im Teil II gemessenen 93 kg zeigen eine geringe Gewichtsreduktion. Vom Gefühl her könnte es an einer geringfügigen Steigerung der körperlichen Leistungsfähigkeit durch Q10 liegen. (Siehe Punkt 4 Messdaten des Selbstversuches, Bradykinese.)

2. Zum Blutdruck

Laut Recherchen wäre eine blutdrucksenkende Wirkung zu erwarten. Betrachtet man sich die geringfügige Veränderung, so lässt sich Folgendes erkennen: Obwohl der Ausgangsblutdruck an der oberen Grenze des Normalbereiches lag, kam es zur Senkung vom systolischen Wert um 7 und beim diastolischen Wert um 4 Einheiten mmHg.

Bei meinem Blutdruck von 134/77 liegt die Blutdruck-Amplitude bei 57 und somit im Normbereich.

3. Zum Tremor
Es erfolgte keine Veränderung.

4. Zur Bradykinese
Veränderungen zeigen eine geringfügige Beschleunigung von Handlungsabläufen.

5. Zu den Rückenschmerzen
Es wurde keine signifikante Veränderung festgestellt.

6. Zum Wohlbefinden
Es wurde keine signifikante Veränderung festgestellt.

7. Zur Einbeziehung der Messdaten der Laboratoriums Medizin in die Auswertung
(siehe Punkt 3,2.3).

Die nachfolgenden Laborergebnisse zeigen, dass der vorliegende Diabetes Typ II durch das Coenzym Q10 nicht positiv beeinflusst wurde.

	Woche 0	Woche 12	Normbereich
BZ	6.7	6,79	3,33 – 5.55 mmol/l
HbA1c	52	52	27,9 – 44,3 mmol/l
TG	2, 6	2,78	0,5 – 1,71 mmol/l

Eine positive Veränderung der Triglyzerinwerte erfolgte ebenfalls nicht.

Die Cholesterinwerte haben sich an der Grenze des Normbereiche angesiedelt und lassen sich entsprechend Punkt 3.2.2 diagnostisch zuordnen.

G-Chol.	5, 63	5, 11	< 5, 10 mmol/l
HDL	1, 14	0, 97	> 1, 00 mmol/l
LDL	3, 50	3, 42	< 4, 14 mmol/l
LDL/HDL	3.07	3, 5	2, 5-4, 0 mmol/l
G-Chol./HDL	4,94	5,2	< 5,0 mmo/l

Zusammenfassend lässt sich sagen, dass keine Kausalität zwischen der Einnahme von Q10 und einer signifikanten Veränderung der Parkinson-Symptome zu beobachten war. Eine notwendige Plausibilitätskontrolle konnte deshalb nicht erfolgen. Die erhoffte Reduzierung meines Tremors durch Q10 blieb leider aus. Es stellte sich die Frage, ob der Einfluss von Dimethylaminoethanol (DMAE) auf die bereits ausgewählten Parameter im Selbstversuch untersucht werden sollten. Die ersten Recherchen dazu sagen aus, dass DMAE ein

einwertiger primärer Alkohol mit einer Dimethylami-
nogruppe ist und mit Cholin und Acetylcholin eine
Verwandtschaft besteht. Als spezifische Wirkung
von DMAE wird angegeben: (30,31)

- Steigerung der Hirnfunktion
- Verbesserung der Stimmungslage
- Verbesserung der Konzentrationsfähigkeit
- Verbesserung der Stimmungslage
- Wirkung als Anti-Aging-Substanz

Auf die Wirkungen von Coenzym Q10 und DMAE
als Anti-Aging-Mittel im kosmetischen Bereich wurde hier bewusst nicht eingegangen, da dies nicht
zum Grundanliegen der Zielgruppe gehört. Im Vor-
dergrund steht die Gesundheit und nicht die die
Werbung für ein Nahrungsergänzungsmittel. Da die
Einnahme von DMAE auch mit Nebenwirkungen
wie z. B. Verkrampfung von Nacken und Schultern,
Kopfschmerzen und Schlaflosigkeit in Verbindung
gebracht wird, habe ich zunächst Abstand vom
Selbstversuch genommen.

6 Fazit

Die von mir gewonnenen Ergebnisse der beiden Selbstversuche lassen keine gesicherten allgemeinen Aussagen zu. Es sind subjektive Bewertungen durch meine Person. Sie lassen sich nicht mit Ergebnissen medizinischer Studien vergleichen.

Durch wissenschaftliche Studien sollen die Wirksamkeit bzw. der Effekt der medizinischen Behandlung ermittelt werden Leider trifft die Bezeichnung *Studie* nicht auf alle hier so bezeichneten Erhebungen zu. Meine hier durchgeführten Selbstversuche tragen nicht den Charakter wissenschaftlicher Studien sondern geben nur die subjektiven Empfindungen der eigenen Person wieder. Wissenschaftliche Studien erfordern im Vorfeld eine Stichprobenauswahl entsprechend der Zielstellung.

Grundsätzlich gibt es zwei Möglichkeiten der Stichprobenauswahl, die zufällige Auswahl oder die bewusste Auswahl. Nach erfolgter Auswahl werden diese Studien als Blindstudie oder als Doppelblindstudie durchgeführt. Bei der Blindstudie weiß nur der Patient nicht, welche Behandlungsalternativen er bekommt. Bei der Doppelblind Studie weiß der Arzt nicht, welcher Patient mit welchem Medikament behandelt wird. So erfordert die Durchführung von Studien die Beachtung vorgeschriebener Standards. Hierzu gehören zum Beispiel die Anzahl der Teilnehmer, davon Frauen und Männer, die Dauer der Studie sowie die Einhaltung der Methoden der statistischen Auswertung u. a. m. Die vorliegenden Recherchen zu den Studien zeigen leider oft eine ungenügende Bearbeitung mit widersprüchlichen Ergebnissen. Um weitere wissenschaftlich fundierte Aussagen machen zu können, bedarf es noch einer Vielzahl zusätzlicher Studien.

Meine persönlichen Ratschläge im Umgang mit der Parkinsonkrankheit

- Sprechen Sie alle Veränderungen der Therapie mit Ihrem Arzt ab.
- Verlassen Sie nicht selbstständig die Behandlungsmethoden der Schulmedizin
- Betrachten Sie die Naturheilverfahren als ergänzende Heilmethode
- Führen Sie niemals einen Selbstversuch mit Arzneimitteln oder Halluzinogenen durch. Es könnte lebensgefährlich sein, wie das am 05.09.2015 geplante Heilpraktiker Treffen zeigte.

Bei allen Aktivitäten zur positiven Einflussnahme auf die Symptome der Parkinsonkrankheit sollte man immer daran denken, dass man nicht an Parkinson stirbt. Die Lebenserwartung eines Parkinsonkranken liegt nur unwesentlich unter der allgemeinen Lebenserwartung. Man lebt also mit dieser unheilbaren Krankheit so lange, wie ein gesunder Mensch. Die Frage ist also nicht wie lange man lebt, sondern wie man so lange so leben kann. Es ist eine Frage der Lebensqualität.

Obwohl man täglich spürt, dass man Stück für Stück an Persönlichkeit verliert, wirkt sich ein aktiver Lebensstiel positiv auf die Lebensqualität aus. Zurzeit nimmt mich die Arbeit an diesem Buch sehr in Anspruch und fordert meine gesamte geschwächte Energie. Nach Abschluss dieses Vorhabens suche ich mir eine andere Aufgabe. Die Hoffnung besteht im langsamen Voranschreiten der Krankheitssymptome.

6 Quellenverzeichnis

Nr.	Titel/Quelle	Zugriff:
1	Kokosöl verhilft Parkinsonpatienten zu neuer Lebensqualität. In: http://info.kopp-verlag.de/medizin-und-gesundheit/gesundes-leben/ethan-a-huff/kokosoel-verhilft-parkinson-patienten-zu-neuer-lebensqualitaet.html	28.10.2014
2	Fettsäuren. In: http://de.wikipedia.org/wiki/Fetts%C3%A4uren	29.10.2014
3	trans- Fettsäuren. In: http://de.wikipedia.org/wiki/Trans-Fetts%C3%A4uren	29,10.2014
4	Omega-n- Fettsäuren. In: http://de.wikipedia.org /Wiki/Omega-n-Fetts%C3%A4ure	28.10.2014
5	Kokosöl. In: http://de.wikipedia.org/wiki/Kokos%C3%B61	17.11.2014
6	Kokosöl – Gesund & Lecker. In: http://www.zentrum-der-gesundheit.de/kokosoel-ja.html	28.10.2014
7	Transfettsäuren – gehärtete Fette. In: http://www.zentrum-der-gesundheit.de/transfettsaeuren.html	29.10.2014

8	Kokosöl: Das Wundermittel unter den Ölen – Paleosophie. In: http://blog.paleosophie.de/2013/03/19	22.11.2014
9	Palmöl. In: http://de.wikipedia.org/wiki/Palm%C3%B61	06.12.2014
10	Welches Öl zum Braten geeignet ist. In: http://eatsmarter.de/ernährung/news/welches – öl –zum- braten	06.12.2014
11	Gesättigte Fettsäuren. In: http://www.netdoktor.at/laborwerte/gesättigte-fettsäuren-6684733	09.12.2014
12	Kokosöl bei Alzheimer. In: http://www.zentrum-der-gesundheit.de/kokosöel--alzheimer-ja.html	10.12.2014
13	Richtige Wahl bei Fetten und Ölen. In: http://www.hek.de/gesund-fit/ernaehrung/bausteine-der-ernaehrung/ric	01.12.2014
14	Leitlinien zur Minimierung von Trans-fettsäuren in Lebensmitteln. In: http://www.lci-ko-eln.de/deutsch/veroefentlichungen/lci-focus/leitlinien	19.11. 2014

15	P-S-Quotient. In: http://www.vbn-verlag.de/p-s-quotient.html	13.12.2014
16	Sondertext Apotheke. In: http://www.apotheken.de/aktuell/sondertext/thema/das-einmaleins-der-fette/	07.01.2015
17	Fünf Ernährungsmythen. In: htpp://www.apothken.de/gesundheit-heute-news/article/fuenf-ernaehrungsmythen	07.01.2015
18	Schweizer Zeitschrift für Ernährungs-medizin Heft 4/08. In: http://www.rosenfluh.ch/images/storis/puplikation/sze2008-/04//13	07.01.2015
19	Cholesterinwerte: Die wichtigsten Fakten. In: http://.apotheken – umschau.de/Printe/Artikel/57728	23.01.2015
20	Facharztwissen für alle. In: http://www.laborlexikon.de/Lexikon/Infoframe/c/Cholesterin.htm	31.01.2015
21	Triglyzeride. In: http://www.laborlexikon.de/Lexikon/Infoframe/t/Triglyzeride.htm	31.01.2015
22	Was sagen Blutdruckwerte aus. In: http://www.bild.de/infos/krankheiten/blutdruck/blutdruckwerte-10008200.bild.html	10.04.2015

23	Was ist Q10? So funktioniert das Co-enzym Q10 in unserem Körper. In: http://www.gesundheitsinstitut-deutschland.de/was-ist-q10/	20.06.2015
24	Ubichinon-10. In: https://de.wikipedia.org/wiki/Ubichinon-10	26.05.2015
25	Coenzym Q10 für ein starkes Herz. In: http://www.zentrum-der-gesundheit.de/coenzym-Q10-wirkung-ia.html	26.05.2015
26	Parkinson & Diabetes durch Statine. In: http://www.zentrum-der-gesundheit.de/diabetes-parkinson-statine-15000047.html	20.06.2015
27	Radikale Oxidation. In: http://www.drreinwald.de/dr-reinwald-vital/ernaehrungswissen/radikale-oxidation.html	24.02.2015
28	Coenzym Q10 – wirksam oder un-wirksam?. In: http://wirksam-oder-unwirk-sam.blogspot.de/2012/09/coenzym-q10-wirksam-oder-unwirksam.html	26.10.2015
29	Coenzym Q10 Ubichinon Therapie. In: http://dgk.de/gesundheit/mikronaehrstoffebiosubstanzen/lexikon/weitere-	07.06.2015

	biosubstanzen/coenzym-q10-ubichinon/therapie.html	
30	Dimethylaminoethanol. In: https://de.wikipedia.org/wiki/Dimethyla minoethanol	25.09.2015
31	DMAE. In: http://www.dmae-dimethylaminoetha-nol.com/wirkung.html	25.09.2015

Literaturquellen

32	Jahreis, Gerhard: Beitrag zur Aufnahme von cis- und trans-ungesättigter Fettsäuren in der Ernährung Zeitschrift Moderne Ernährung Nr.3 vom Oktober 2002, S. 1 – 4
33	Schäffler, A. und Schmidt, S.: Lehrbuch: Mensch, Körper, Krankheit Herausgeber Jungjohann Verlag Neckarsulm 1993, S. 26 – 27
34	Rapoport, G. M.: Klinische Biochemie, 5. Auflage 1973, S. 281 – 336.
35	Muhlack, S. M.: Broschüre Nr. 17 zum Thema Parkinson – Bewegung und Sport Herausgeber DESTRIN Arzneimittel GMBH, Hamburg
36	Woitalla, D.: Broschüre Nr. 18 zum Thema Parkinson – Ernährung , Herausgeber DESTRIN Arzneimittel GMBH, Hamburg
37	Königs, Peter: Broschüre: Kokosfett ideal für Genuss, Gesundheit und Gewicht VAK – Verlags GmbH Kirchzarten bei Freiburg 2003
38	Ebersbach, Georg: Broschüre: Die Parkinsonkrankheit Herausgeber DESTRIN Arzneimittel GmbH Hamburg

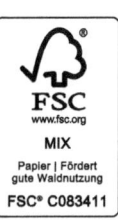

MIX

Papier | Fördert
gute Waldnutzung

FSC® C083411

Zeitfracht Medien GmbH
Ferdinand-Jühlke-Straße 7
99095 Erfurt, Deutschland
produktsicherheit@kolibri360.de